MÉMOIRES

SUR

LA NATURE ET LE TRAITEMENT

DE PLUSIEURS MALADIES.

DE L'IMPRIMERIE DE GUILLEMINET,
rue de la Harpe, n°. 117, au ci-devant collége d'Harcourt.

MÉMOIRES

SUR

LA NATURE ET LE TRAITEMENT

DE PLUSIEURS MALADIES;

Par ANTOINE PORTAL,

Professeur de Médecine au Collége de France, d'Anatomie et de Chirurgie au Muséum d'Histoire-Naturelle, Membre de l'Institut National de France, et de celui de Bologne, des Académies des Sciences de Turin, de Padoue et d'Harlem, des Sociétés de Médecine de Paris, de Montpellier, d'Édimbourg, de Bruxelles, d'Anvers.

AVEC

Le Précis des Expériences sur les animaux vivans, d'un cours de Physiologie Pathologique.

TOME PREMIER.

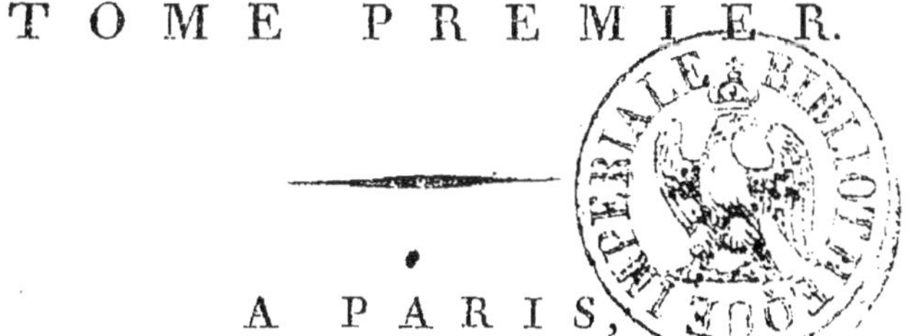

A PARIS,

Chez Bertrand, Libraire, rue Montmartre, N.º 113, la première porte cochère.après le Bureau des Diligences.
Moutardier, Libraire, quai des Augustins.

AN IX. (1800.)

A V I S

D E

L' É D I T E U R.

LES traités particuliers que le citoyen Portal a publiés sur la nature et sur le traitement de quelques maladies doivent être bien connus, puisqu'ils ont été si souvent imprimés, et qu'ils ont, presque tous, été traduits en langues étrangères ; mais les Mémoires de ce médecin, qui sont contenus dans les Collections académiques et dans quelques ouvrages périodiques, le sont beaucoup moins, quoiqu'ils ne soient pas moins intéressans.

Ces Collections ne se trouvant que dans les vastes bibliothèques, les médecins et les chirurgiens qu'ils intéressent le plus ne sont pas, pour la plupart, à portée de les consulter : c'est sans doute ce qui fait qu'un très-grand nombre d'eux les demande journellement aux libraires, et sur-tout les disciples du citoyen Portal, qui se transmettent des extraits de ses leçons dans lesquelles ces Mémoires sont continuellement cités.

Ces raisons nous ont déterminé à former un recueil des Mémoires de ce professeur, sur divers points d'anatomie médicinale ; et comme, dans chacun d'eux, l'auteur a, d'après ses recherches anatomiques, déterminé les causes, et fixé le siége d'une maladie, et qu'il en a aussi souvent exposé le traitement d'après les heureux résultats de sa pratique, nous ne doutons pas que les Mémoires qui ont mérité l'approbation des compagnies savantes qui nous les ont transmis, ne soient aussi bien reçus du public.

A la suite de cette Collection, j'ai cru devoir faire réimprimer le Précis des expériences sur les animaux vivans, que le citoyen Portal a faites dans ses cours de physiologie du Collége de France, qu'un de ses disciples a publié en 1771; cette manière d'enseigner est non seulement la plus exacte, mais encore celle qui instruit le mieux : on n'oublie point ce qu'on a bien vu.

Les remarques auxquelles ces expériences ont donné lieu, jettent un grand jour sur l'étude des causes et siéges des maladies si peu connus, et qu'il importe cependant beaucoup de connaître, pour pouvoir les traiter heureusement.

MÉMOIRES

SUR

LA NATURE ET LE TRAITEMENT DE PLUSIEURS MALADIES.

LETTRE

A M. ROUX,

AUTEUR DU JOURNAL DE MÉDECINE;

PAR M. PORTAL, etc. [1]

Vous allez voir, Monsieur, le destructeur de son propre ouvrage : la vérité a tant de charmes pour moi, que je ne saurais m'y refuser toutes les fois qu'elle se découvre : il faut être de bonne foi [2]. La rétractation publique que je vais faire

---

[1] Journal de Médecine, tom. XXVI, ann. 1767.

[2] *Dissertatio medico-chirurgica generales luxationum complectens notiones;* in-4°., 1764. FRANCE LITTÉRAIRE, tom. I, pag. 370.

Cette thèse, que le citoyen PORTAL a soutenue pour son acte de Bacca-Lauréat, contient un précis

est le plus léger sacrifice de mon amour-propre ;
j'ai vu mon erreur, et je vais la combattre ; je
suis même intéressé à la détruire, puisqu'elle peut
causer des maux à l'humanité.

Il y a long-temps qu'on s'occupe à perfectionner
les machines propres à réduire les membres luxés
dans leur place naturelle. Dans cette vue, il y a

---

des connaissances les plus utiles sur la nature et sur
le traitement des luxations ; l'auteur y a donné la
description et la figure d'une nouvelle machine propre
à réduire les membres, formée de deux roues dentées,
l'une petite, l'autre plus grande, à laquelle est un axe,
sur les extrémités prolongées duquel deux cordes, servant à l'extension du membre luxé, se dévident.

Cette machine est plus simple et beaucoup plus
forte que les moufles contenus dans un grand châssis
de bois, imaginés par J. L. PETIT, et qui étoit
alors en usage : aussi eut-elle l'approbation de la
ci-devant Société royale des sciences de Montpellier,
et a-t-elle mérité à son auteur le titre de son correspondant.

Cependant le citoyen PORTAL, n'ayant pas vu
retirer dans la pratique les avantages qu'on auroit
dû attendre de la nouvelle machine, crut, non seulement n'en devoir plus recommander l'usage, mais
encore le proscrire, et à plus forte raison celui des
autres machines plus vicieuses. Ce sont ces réflexions
sur l'abus des machines dans le traitement des luxations, qui font l'objet de ce Mémoire.

trois ans que j'en présentai une de mon invention, à la Société royale des sciences de Montpellier : elle fut reçue avec bonté, ou plutôt je ne crains pas de le dire, avec applaudissement, ainsi que le mémoire qui en contenait la description, et dans lequel j'en célébrais déjà les avantages. Plusieurs machines semblables furent fabriquées, et même démontrées dans les amphithéâtres publics. Mais je dois l'avouer; l'application qu'on en fit sur les malades ne fut pas toujours heureuse : quoique sujette à moins d'inconvéniens que toutes celles dont on s'est servi jusqu'à présent, elle ne laisse pas néanmoins que de faire de fortes contusions aux membres sur lesquels on l'applique; et le secours qu'elle procure est même insuffisant pour la réduction parfaite des membres luxés. C'est en vain qu'amoureux de mon ouvrage, j'ai essayé plusieurs fois de le perfectionner, soit en augmentant, soit en diminuant le nombre des ressorts et des dents des roues de cette machine.

En réfléchissant sur les inconvéniens de son usage, la vérité s'est présentée à moi dans tout son jour, je me suis convaincu que l'application d'une machine quelconque pour réduire les extrémités luxées, ne peut avoir lieu sur le corps humain. Je fis part de mes réflexions à l'Académie de chirurgie l'année précédente; mon Mémoire

fut reçu dans tous ses points, quoique MM. Fabre
et Dupouï eussent déjà lu à la même compagnie
un Mémoire sur cet objet ; mais cela ne fut pas
un obstacle pour le mien, où je traitais la matière
sous un autre point de vue ; et d'ailleurs mes
preuves étaient fondées sur la structure même et
la connexion des parties. Les objections que me fit
l'un de ces Messieurs ne furent d'aucune force ;
j'eus pour moi le suffrage de cette illustre compagnie. La vivacité que fit paraître M. Fabre était
déplacée ; il n'est pas le premier qui ait écrit sur
le danger des machines. M. Louis s'était déjà expliqué sur les mauvais effets qu'elles produisent,
dans le discours préliminaire qu'il a mis à la tête
des *Maladies des Os* de M. Petit : il m'avait
fait part d'ailleurs de sa façon de penser dans
une lettre particulière qu'il m'écrivit à ce sujet à
Montpellier, étant encore étudiant en médecine.

Cependant, malgré l'aveu public que j'ai déjà
fait de l'insuffisance et même du danger qu'il y avait
de se servir de la nouvelle machine, quoiqu'elle fût
la plus parfaite, j'apprends que quelques chirurgiens s'opiniâtrent à s'en servir, et toujours au
préjudice du malade ; on pourrait même dire à la
honte de l'art. J'ai cru qu'il était de mon devoir
de rendre mon Mémoire public une seconde fois :
et comme votre journal peut remplir parfaitement

mon intention, je vous prie d'y insérer l'extrait que je vous envoie.

Ce Mémoire se réduit à trois objections que je fais aux partisans des machines. Dans la première, je prouve *qu'il faut un plus grand degré de force de la part des machines, que de la part des mains, pour produire la même extension des muscles et des ligamens,* et cela à cause de leur mauvaise application ; dans la seconde, *que les machines font sur les membres de plus grandes contusions, souvent même des ruptures des muscles;* dans la troisième, *que les rhabilleurs et charlatans réduisent un plus grand nombre de luxations, que les chirurgiens en général.*

En voici les preuves. Je dis, qu'en appliquant les bandes dont on fait l'extension et la contre-extension d'une part dans le pli de l'aine ou de l'aisselle, de l'autre part sur les condyles des os luxés, on sépare les muscles en deux parties, dont l'une, comprise entre les ligatures, est exposée au tiraillement, tandis que l'autre est à l'abri de l'extension ou à-peu-près : les ligatures qui sont destinées à cet usage, comprimant avec force les muscles contre les os, au lieu que les extensions des membres, par les mains seulement des chirurgiens ou de leurs aides, produisent avec moins de force une plus grande extension des muscles et des ligamens; ne faut-il pas une plus grande force pour obtenir une égale extension d'une corde plus courte, que d'une corde plus longue, étant d'ailleurs de même grosseur et de même nature?

Le produit des extensions, suivant les expériences que je rapporte, a été en raison des longueurs des corps que j'ai soumis aux épreuves. Ainsi, un demi-pied de la peau d'un cadavre, à l'extrémité de laquelle on a attaché un poids de dix livres, ne s'est alongé que de deux pouces; au lieu qu'une bande de peau d'un pied, ayant la même largeur que la précédente, tiraillée par le même poids, s'est alongée de presque le double. Je fais l'application de ces expériences au corps humain, et je dis que, lorsqu'on passe la bande sous l'aisselle, pour faire la contre-extension, on divise le grand pectoral en deux parties; celle qui se trouve appliquée sur les côtes, qui est à peine distendue, et celle qui est comprise entre les ligatures, et qui supporte presque seule l'effort de la machine; et comme celle-ci n'est qu'une très-petite partie du muscle, j'avance qu'il faut beaucoup plus de force de la part des machines, pour l'étendre, qu'il n'en aurait fallu de la part des mains, qui auraient alongé les muscles depuis leur origine jusqu'à leur insertion. Il faut encore faire une autre remarque, c'est que les parties tendineuses résistent plus à l'extension, que les musculeuses, et que précisément les tendons se trouvent près des extrémités luxées.

On voit d'après cela qu'on peut concilier ma théorie sur la réduction des membres, à la pratique de MM. Fabre et Dupoui, qui ont heureusement réduit une cuisse luxée sans le secours des machines.

Les preuves de ma seconde objection contre leur usage suivent évidemment de ce que je viens de dire. Il faut nécessairement, quand on fait la réduction du bras, par exemple, (supposez toujours qu'on fasse l'extension et la contre-extension suivant les principes de l'art,) que le grand dorsal glisse sur la bande qui fait la contre-extension, comme le fait une corde sur une poulie; ce qui ne peut manquer de donner lieu aux contusions les plus fortes.

J'ai trouvé, dans les cadavres des sujets morts, après ces tristes épreuves, les muscles rompus, déchirés entre les bandes qui avaient servi à l'extension et à la contre-extension; j'évalue, en même temps, la force qu'ont les muscles, la peau et les tendons; et j'examine jusqu'à quel point ils peuvent s'étendre, avant de se rompre.

La troisième objection, quoique très-simple, m'a paru très-concluante sur l'inutilité et même le danger des machines : la voici telle qu'elle est dans mon Mémoire.

Les charlatans, les rhabilleurs réduisent un plus grand nombre de luxations, que ne font les chirurgiens en général. Il est étonnant que ces sortes de gens aient presque toujours un succès plus heureux que les personnes de l'art, dans le traitement des luxations, et qu'ils remettent dans leur place naturelle des os, dont ils ne connaissent ni la structure, ni la véritable position : c'est ici le cas de dire, avec Hippocrate : « *Qui igitur praevio consilio nihil prospi-* « *ciunt, saepe nihil peccant.*

Ne peut-il pas se faire, qu'à force d'agiter le membre avec les seules mains, sans le secours des machines, ils rencontrent la cavité dont il est sorti ? ou bien, ce qui paraît plus probable, n'arrive-t-il pas que le membre, mis en mouvement, se replace de lui-même ? Tout muscle distendu au-delà de sa longueur naturelle, résiste à une plus grande extension, et tend à se raccourcir, tant par sa force musculaire, ou de contraction, que par sa force élastique, jusqu'à ce que son action soit contre-balancée par d'autres puissances, c'est-à-dire par ses muscles antagonistes ; ainsi, s'il y a une luxation du bras en arrière, et qu'on dégage la tête de l'*hu-merus*, le grand pectoral, qui était plus distendu que le grand dorsal, se contractera jusqu'à ce que ce dernier lui résiste, et cela n'arrivera que lorsque l'os sera dans sa position naturelle, c'est-à-dire qu'il sera réduit. La réduction de ce membre arrivera donc par le secours d'une force purement naturelle qui tend toujours à conserver l'ordre et l'harmonie dans les parties, tandis que l'opérateur n'a fait que l'aider. Il est aisé alors d'expliquer pourquoi les rhabilleurs réussissent sans machines, et que ceux qui y ont recours n'en retirent pas les avantages qu'ils en attendent; ces derniers, en empêchant les muscles de se contracter avec égalité, s'opposent sans le savoir au rétablissement de l'os dans sa cavité, qui doit être opéré par les muscles eux-mêmes, et par la route la plus convenable.

Si les machines peuvent être de quelque utilité dans quelque cas, ils sont si rares qu'ils n'existent peut-être pas, sur-tout lorsque le chirurgien est appelé à propos, et s'il joint à la pratique de son art une théorie saine, et les connaissances qui lui sont nécessaires.

J'ai l'honneur d'être, etc.

OBSERVATION

SUR

DEUX REINS MONSTRUEUX. [1]

M. PORTAL a fait voir à l'Académie deux reins
monstrueux trouvés dans le cadavre d'une femme;
ces reins étaient trois fois plus gros qu'à l'ordinaire; leur surface extérieure était remplie d'émi-
nences et de cavités semblables à celles des reins
des fœtus, ou même des enfans, et les uretères
avaient leur goulot si dilaté, qu'un seul pouvait
contenir un verre d'eau.

Le rein droit était dans la même direction que
le gauche; ils avaient chacun deux artères et deux
veines émulgentes ; leurs extrémités supérieures
sont plus éloignées l'une de l'autre que leurs extrémités inférieures, et celles-ci sont jointes ensemble par un prolongement de la propre substance des reins qui ressemble à un ligament; cette
production était aplatie postérieurement ; elle était

---

[1] Histoire de l'Académie des Sciences, ann. 1767.

unie et polie, et reposait sur la partie antérieure de l'aorte, qui était dans cet endroit plus épaisse qu'ailleurs; la surface extérieure de cette artère était aussi très-polie, ce qui peut-être ne venait que du frottement répété de ces pièces : la vessie du même sujet était extrêmement dilatée, et cependant les uretères étaient en bon état à leurs extrémités inférieures où elles s'insèrent dans ce viscère.

Il ne paraissait pas que cette femme eût jamais ressenti aucune incommodité dans les voies urinaires, ne s'étant trouvé dans la vessie ni dans les reins aucun gravier ni aucun calcul, et ces parties ne portant aucune marque d'inflammation : la cause de sa mort n'était pas équivoque ; le poumon plein de tubercules purulens, et l'extrême maigreur du cadavre, étaient des preuves certaines qu'elle était morte d'une phthisie pulmonaire.

MÉMOIRE

SUR

LA STRUCTURE ET LES USAGES

DE L'OURAQUE DANS L'HOMME. [1]

L'OURAQUE a été très-souvent l'objet des recherches des plus célèbres anatomistes; mais ce
sujet, bien loin d'être épuisé, offre encore tous les
jours des singularités frappantes. Les différentes
opinions qui retardent toujours les progrès des
sciences, lorsqu'elles ne sont que l'objet d'une
imagination prévenue, et purement spéculative,
n'ont servi qu'à répandre de l'obscurité sur cet
objet; et beaucoup de disputes, dont la plupart sont
vaines, ont été les seuls fruits que nous ayons retirés des travaux des anatomistes : au lieu de trouver dans les descriptions de l'ouraque cette clarté,
cette précision, qui fait le mérite d'une exposition
anatomique, on n'y voit que confusion et diversité de sentimens ; les uns ont regardé l'ouraque
comme un vrai ligament, les autres ont cru y appercevoir une cavité, et l'ont comparé à un canal:

[1] Mémoires de l'Académie des Sciences, ann. 1769.

ce sentiment a été reçu avec d'autant plus de plaisir qu'il paraissait fondé sur ce que l'on observe dans les animaux.

Les partisans de ces deux différentes opinions sont de part et d'autre très-nombreux et très-respectables ; il me paraît inutile d'en faire ici l'énumération. Quand on n'est point d'accord sur la structure d'une partie, on ne peut guère l'être sur ses fonctions ; c'est ce qui est arrivé. Les anatomistes ne s'accordent pas plus aujourd'hui sur la structure de l'ouraque que sur son usage ; ceux qui regardent, après Arantius, l'ouraque comme une extension ligamenteuse, ne lui donnent d'autre usage que celui de suspendre et de retenir le fond de la vessie urinaire, à la manière d'une bride ou d'une corde qui sert à fixer une partie. Ceux qui soutiennent avec Galien que l'ouraque est creux, lui font faire l'office d'un tuyau de communication entre la vessie et la membrane allantoïde, destiné selon eux à recevoir l'urine qui va de la vessie du fœtus dans cette membrane. Quelqu'ingénieux et vraisemblable que paraisse ce sentiment au premier coup-d'œil, il ne peut s'appliquer qu'à ce que dit l'anatomie comparée ; il tombe de lui-même lorsque, par le moyen de la dissection la plus délicate et de l'injection la plus fine, on ne peut appercevoir aucune cavité.

Dans l'ouraque du fœtus humain l'on peut regarder de même comme très-hypothétique, pour ne pas dire faux, ce que M. Hales a dit à ce sujet. Ce savant académicien croyait que l'ouraque était un composé de vaisseaux spongieux, pareils à ceux dont Leeuwenhoek voulait que les intestins fussent composés ; c'est en admettant une pareille structure, dit-il, qu'on peut expliquer pourquoi l'urine passe de la vessie dans la membrane allantoïde du fœtus humain : il n'est pas pour cela nécessaire, continue ce grand homme, que l'ouraque soit proprement creux, l'urine se filtrant doucement à travers ce tissu spongieux, plutôt qu'elle ne coule. Cette application ne saurait se faire sur le fœtus humain : l'ouraque ne présente rien qui nous annonce l'existence de ces tuyaux spongieux ; et d'ailleurs la membrane allantoïde est un être de raison dans l'homme, qui n'existe que chez les animaux. On peut donc regarder ce que M. Hales dit de l'ouraque, comme une pure dépense d'esprit : l'anatomie comparée est ici en défaut, et on ne peut rien conclure pour le fœtus humain. C'est cette application à l'homme qui a induit en erreur Galien et ses sectateurs ; cette erreur s'est ensuite fortifiée par des observations mal faites : les anatomistes n'ont considéré l'ouraque que dans certains âges de la vie, sans le comparer à celui du fœtus ; ils ont donné une description générale, au lieu de n'en donner qu'une très-particulière ; ils ont d'abord conclu pour le corps en santé des observations qu'ils avaient faites sur les malades : méthode encore très-vicieuse, puisqu'ils ont confondu par là l'ouvrage de la nature avec les effets de la maladie. Pour ne pas tomber dans les mêmes défauts, nous allons examiner, 1.º quelle est la structure de l'ouraque dans tous les âges de la vie ; 2.º indiquer les changemens qui lui surviennent et quelle est la cause de ces changemens ; 3.º établir son usage ; 4.º enfin, démontrer comment la structure de l'ouraque peut être altérée par la maladie.

L'ouraque, comme M. Senac l'a observé dans ses Essais de physique, est composé dans le fœtus humain de cinq à six mois, de quatre filamens ; le nombre est toujours le même, et il n'y a point d'irrégularité dans aucun sujet ; les filets sont exactement réunis ensemble, et paraissent presque confondus depuis l'ombilic jusqu'à très-peu de distance de la vessie : là ces quatre filets se séparent l'un de l'autre, et il en résulte par cet écartement une espèce de patte-d'oie, dont les branches filamenteuses se distribuent sur la vessie urinaire ; de ces quatre filets, deux embrassent les parties latérales de la vessie, les deux autres se divisent ;

l'un occupe la partie antérieure, l'autre la partie postérieure : on peut suivre ces filets très-loin dans certains sujets; je les ai plusieurs fois suivis jusqu'au col de la vessie : ces filets ne contractent presque aucune adhérence vers le haut avec la tunique qui les recouvre, au lieu que vers le bas ils se trouvent unis avec les fibres musculaires de la vessie; l'endroit de réunion présente au premier coup-d'œil la figure d'un véritable ligament; mais quand on se donne la peine de l'examiner de près, on voit clairement, dans quelques sujets, qu'il est composé de quatre filets; on peut même, avec un peu d'adresse et beaucoup de patience, les séparer, et réduire par là ce ligament en ses propres élémens, s'il est permis de parler ainsi.

Tous les filets, soit avant, soit après leurs divisions, sont enveloppés par le tissu cellulaire du péritoine, qui, après avoir recouvert la face antérieure de la vessie, se prolonge sur eux, et forme une espèce de gaine, à laquelle on pourrait donner le nom de tunique vaginale ; cette enveloppe est très-lâche, et l'espace dans lequel les filets sont logés est assez considérable.

Par la description que je viens de faire de l'ouraque, tel qu'on l'observe à cet âge, on voit que sa figure est triangulaire, que la pointe de ce triangle répond à l'ombilic, et sa base au fond de la

vessie, sans s'attacher précisément à la partie supérieure, comme l'a observé M. Lieutaud; mais
cela n'a lieu que dans l'adulte, car dans le fœtus
l'ouraque s'implante à la sommité de la vessie.

Cet écartement des filets de l'ouraque lui donne
la forme d'un entonnoir dont le tuyau serait très-
long, respectivement à son évasement; il se fait
quelquefois, dans l'intérieur de la gaine cellulaire
qui enveloppe l'ouraque, un épanchement d'eau
qui la distend et augmente le volume total de cette
partie : je l'ai vu deux fois si considérable, que je
croyais, à la première inspection, que la vessie
contenait elle-même l'eau épanchée, et qu'elle
s'était ainsi prolongée; je fus convaincu du contraire en ouvrant la gaine qui contenait le liquide.

A la faveur de cette collection d'eau, j'ai pu
observer quelle était la structure de la tunique
charnue de la vessie dans l'endroit qui répond
à la base de l'ouraque; j'ai vu qu'il y avait entre
les fibres musculaires un ou deux espaces vides,
suivant que la base de l'ouraque était plus ou
moins étendue; ces vides n'étaient remplis que
par le tissu cellulaire, et provenaient de l'écartement des fibres musculaires; j'ai depuis trouvé
ces vides dans un grand nombre de sujets. M. Lieutaud a trouvé de pareils espaces vides dans tout
le reste du réseau musculaire de la vessie; il n'a

point indiqué ceux qui répondent à la base de l'ouraque : c'est à travers les espaces libres qui se trouvent à la base de l'ouraque que s'engage la membrane interne de la vessie, de la même manière qu'une hernie ventrale qui se fraie un passage à travers les muscles du bas-ventre ; elle ressemble encore beaucoup aux anévrismes formés par la tunique interne des artères, lorsqu'il y a solution de continuité dans les tuniques extérieures.

Il n'est pas rare de voir que la membrane interne de la vessie passe à travers les vides que laissent les trousseaux musculeux ; je l'ai vu quatre fois d'une manière très-distincte, trois fois sur des enfans, et la quatrième sur un homme de trente à trente-cinq ans ; elle était même si considérable, qu'elle avait le volume d'un œuf de poule, lorsqu'on soufflait avec force dans la vessie, ou lorsqu'on injectait de l'eau dans ce viscère ; la membrane interne de la vessie était extraordinairement rétrécie dans son passage à travers les trousseaux musculeux.

Cette production membraneuse soulevait la membrane externe de la vessie, et l'écartait de l'ouraque qu'elle enveloppe : on peut appliquer ici l'observation que M. Littre observa[1] dans le ca-

---

[1] Mémoires de l'Azadémie des Sciences, ann. 1707.

davre d'un jeune homme d'environ trente ans, une dilatation de l'ouraque jusqu'à très-peu de distance de l'ombilic. C'était vraisemblablement une production de la membrane interne de la vessie, telle que nous l'avons observée ; car comment comprendre que l'ouraque, qui forme à l'âge de trente ans un corps très-solide, et qui, dans l'enfance, n'est composé que de quatre filets, puisse acquérir la figure d'un long et large canal : c'est certainement hors de toute vraisemblance et de toute probabilité ; la membrane interne de la vessie peut se faire jour à travers presque tous les points de la surface de ce viscère. M. Lieutaud en a rapporté plusieurs exemples ; j'ai vu plus d'une fois des vessies qui, au premier aspect, paraissaient doubles, quoique dans le fond il n'y eût qu'une seule vessie ; c'était la membrane interne qui était sortie de sa place, et qui formait une poche : ces poches contiennent souvent des pierres ; les latins les ont connues sous le nom de *lapides tunicati.*

Si l'on examine l'ouraque d'un enfant de deux ou trois mois, on trouve les filets ligamenteux réunis dans un plus long espace, soit en haut entre eux, soit en bas avec les fibres musculaires de la vessie ; il s'en faut bien qu'on les sépare à cet âge avec autant de facilité qu'on pourrait le

faire dans un âge moins avancé : il faut beaucoup
d'adresse pour réussir, souvent même ne peut-
on pas en venir à bout ; les filets sont un peu plus
gros et paraissent très-élastiques ; et, quelque recherche que l'on fasse, on les trouve sans cavité ;
la tunique qui les recouvre leur est intimement
unie, ce qui donne lieu à un changement dans la
figure de l'ouraque, en rendant sa base moins
large : on trouve dans les sujets de cet âge beaucoup moins fréquemment de l'eau épanchée dans
l'intérieur de sa cavité. Cependant j'ai eu occasion de voir deux fois ce cas.

Les changemens qu'éprouve l'ouraque dans un
enfant de huit à neuf mois, se réduisent à une
coalition plus exacte des filets entre eux, à une
plus parfaite union de ces filets avec les trousseaux
musculeux de la vessie, et avec leur tunique vaginale : cette coalition augmente de plus en plus
depuis l'enfance jusqu'à la vieillesse, ce qui fait diminuer de beaucoup le volume de l'ouraque : -
cette diminution vient même quelquefois à un tel
point, qu'on n'en trouve plus de traces dans la
vieillesse ; dans certains sujets cela arrive plutôt
que dans d'autres : j'ai fait des recherches sur des
cadavres de presque tous les âges, et je me suis
pleinement convaincu que le volume de cette partie était toujours d'autant plus considérable que

le sujet était plus proche du temps de sa naissance ; cette dernière remarque prouve que l'ouraque dans le fœtus est destiné à des usages particuliers, et qu'il ne remplit plus aucune fonction après que l'enfant est sorti du sein de sa mère.

L'ouraque ne me paraît destiné dans le fœtus qu'à soutenir la vessie élevée, afin de la rendre plus fixe dans sa situation : il était nécessaire, vu le peu de capacité qu'a le bassin dans le fœtus, que ce viscère fût placé au-dehors de sa cavité pour y être logé commodément ; l'auteur de la nature y a pourvu en la suspendant par le moyen d'un ligament, auquel il a plu aux anatomistes de donner le nom d'ouraque ou tuyau urinaire, nom que cette partie ne mérite cependant point dans l'homme, n'étant point destinée à donner passage à l'urine ; cet expédient que la nature a employé est bien propre à remplir son but, qui a été de diminuer la capacité du bassin du fœtus, peut-être afin de rendre l'accouchement plus aisé : pour cet effet, elle a placé ce viscère hors de sa cavité ; il fallait en même temps le fixer, et l'empêcher de ballotter, ce qui serait nécessairement arrivé, si la vessie n'eût été suspendue et fixée par cette corde ligamenteuse ; mais cette situation de la vessie doit changer par une suite nécessaire d'un développement du bassin : lorsque la cavité du bas-

sin s'agrandit, la vessie se trouve pour lors solli-
citée à descendre par son propre poids.

Dans le fœtus, la vessie était soutenue en partie
par l'os *sacrum*, ce qui n'a pas lieu dans ce cas-
ci ; car l'os *sacrum* se porte en arrière, en s'éloi-
gnant des os pubis, à proportion que le bassin
acquiert une plus grande étendue : c'est même un
des principaux moyens dont la nature se sert pour
agrandir cette cavité ; de plus, le poids de la vessie
se trouve de beaucoup augmenté, si on le compare
avec ce qu'il était dans le fœtus, ce qui est dû à
l'urine qui s'y ramasse.

Les intestins qui se précipitent dans le bassin
concourent encore, selon moi, à distendre l'ouraque, à en rapprocher les filamens qui se collent
par la suite des temps ; de sorte que de quatre
filets ligamenteux qui étaient primitivement séparés, il n'en résulte plus qu'un seul ligament,
qu'il est impossible de diviser en ses parties primi-
tives, tant l'union de ces filets ligamenteux est
intime ; certaines parties s'étendent, se développent ; d'autres se rétrécissent, se rapprochent
suivant l'intention de la nature, et souvent aux
dépens les unes des autres : c'est au moyen de
cette action mutuelle et de ce mécanisme uni-
versel que les parties prennent leur forme, et se
moulent réciproquement ; c'est par cette action

que la tunique cellulaire s'applique de plus en plus à la surface extérieure des filets ligamenteux : enfin, c'est par ce même mécanisme que l'on peut expliquer tous les changemens auxquels l'ouraque est naturellement sujet.

Il ne me reste, pour terminer ce Mémoire, que d'exposer comment il a pu se faire que des malades aient rendu leurs urines par l'ombilic.

Pour comprendre la possibilité de ce fait, il faut se rappeler 1.º qu'il y a quelquefois, dans le muscle de la vessie, un ou deux vides qui répondent à la base de l'ouraque ; 2.º que les vides peuvent donner lieu à cette espèce de hernie dont nous avons parlé : ces faits, confirmés par l'anatomie et par l'observation, une fois admis, on peut aisément rendre raison de cet écoulement contre nature ; en effet, cette tumeur qu'on peut appeler hernie de la tunique interne de la vessie, ne pourra avoir lieu, sans que les filamens ne soient séparés de nouveau, ou du moins sans que la tunique vaginale ne soit séparée des filets qui composent l'ouraque, et cette seule séparation suffit pour donner lieu à la sortie des urines par l'ombilic.

On peut mettre au rang des causes qui produisent cette hernie tout ce qui s'oppose à la sortie de l'urine par les voies naturelles, soit que son écoulement soit totalement supprimé ou en partie;

l'urine se ramasse pour lors dans la vessie, distend les parois en appliquant fortement la membrane interne contre la portion musculaire qui la
recouvre ; mais s'il y a quelque point dans cette
portion musculaire qui s'oppose moins à la pression latérale , cette membrane pressée par l'urine
qu'elle contient poussera ce point de dedans en
dehors avec plus de facilité, se fera jour à travers,
et cela suffira pour qu'il se forme une hernie de
la tunique interne.

A cette cause très-suffisante pour produire cet
accident , on peut encore ajouter les contractions
que la tunique musculaire doit nécessairement
faire pour se délivrer des urines qui l'irritent en la
distendant ; c'est ainsi que je conçois que la membrane interne de la vessie peut passer à travers le
vide de la tunique musculaire que j'ai observé à
la base de l'ouraque ; il se formera là une espèce
de sac , dans lequel les urines se porteront néces-
saïrement ; et si les causes qui auront produit la
hernie agissent plus long-temps et avec trop de
force, l'urine après avoir poussé la membrane interne hors de la vessie, et après l'avoir violemment
distendue , la rompra enfin ; l'urine s'épanchera
aussitôt entre le tissu cellulaire qui enveloppe
les filets ligamenteux de l'ouraque, les séparera ,
et si le sujet n'est pas d'un âge trop avancé, cette

urine ainsi épanchée donnera à la tunique la forme d'un véritable canal : en le distendant également dans tous les sens, ce canal sera forcé, par un abord continuel des urines, de s'ouvrir et de vider tôt ou tard par l'ombilic [1] : l'urine trouve moins de difficulté à se frayer une route nouvelle, qu'à passer par son ancienne voie : cette hernie se forme d'autant plus aisément à la base de la vessie, que les trousseaux des fibres musculeuses se trouvent dans cet endroit plus éloignés les uns des autres que par-tout ailleurs, et même que la membrane extérieure de la vessie paraît beaucoup moins adhérente dans ce même endroit que dans tout le reste de ce viscère : tout favorise donc la formation de cette hernie vers le fond de ce viscère, et conséquemment l'issue de l'urine par l'ombilic.

OBSERVATION

Sur un écoulement d'urine par l'ombilic.

M. Barthélemi Rossignol, chirurgien de Cahuzac, bourg au diocèse d'Alby, âgé de quatre-vingt-

----

[1] C'est à-peu-près de cette manière que plusieurs dépôts purulens ou lymphatiques du foie se sont vidés par l'ombilic. Consultez à ce sujet l'ouvrage de *Morgagni, de Sed. et caus. morb. epist.* 39.

douze ans, après une vie laborieuse, sur-tout après avoir beaucoup voyagé à cheval, ressentit à la verge des douleurs extrêmement vives qu'il rapportait à différens endroits successivement, au gland, ou au col de la vessie ; les douleurs cessèrent d'elles-mêmes quelques jours après : cependant l'urine, qui jusqu'ici avait eu un libre cours, diminuait chaque jour en quantité : on employait en vain les diurétiques les plus forts, et M. Ruffel, chirurgien ordinaire du malade, voyant le peu d'efficacité des médicamens administrés, allait recourir aux bougies, lorsque le malade se plaignit que son ventre était mouillé ; on l'examina, et on vit une liqueur claire, transparente : on ne douta point que l'urine ne se fût frayé une nouvelle route ; on suspendit l'introduction de la bougie, l'urine coula pendant dix jours par l'ombilic et par la verge en égales quantités : celle qui venait par l'ombilic augmentait par degrés aux dépens de la quantité fournie par la voie ordinaire, qui fut enfin totalement supprimée le onzième jour ; le malade vécut six mois urinant par l'ombilic ; il ne ressentait plus aucune douleur, et l'on doit attribuer sa mort plutôt à son extrême vieillesse qu'à l'incommodité qu'il avait soufferte.

J'ai été témoin d'un autre fait à-peu-près semblable : un homme de quarante-cinq ans tomba de fort haut sur son ventre, l'urine coula par l'ombilic bientôt après la chûte; et le sujet étant mort peu de temps après, je fis l'ouverture du cadavre. Je trouvai un conduit qui s'étendait depuis l'ombilic jusqu'à la vessie; ce conduit avait une figure conique, son diamètre vers l'ombilic était d'un tiers de pouce, et d'un pouce et demi vers la vessie; sa longueur était d'environ six pouces, l'épaisseur de ses parois était inégale; la partie antérieure avait en épaisseur sur la partie postérieure plus de quatre lignes de différence.

Je fis à ce canal une section perpendiculaire à sa base, et je disséquai ensuite scrupuleusement ses parois; l'antérieure était composée de deux membranes et d'une espèce de ligament qui occupait le milieu : la membrane interne du canal était une continuation de la membrane interne de la vessie; elle adhérait fortement autour de l'anneau musculeux qui l'embrassait du côté de la vessie; elle se terminait à trois travers de doigt de l'ombilic : après avoir enlevé cette membrane, l'ouraque parut à découvert; sa structure était telle qu'on l'observe ordinairement à cet âge, c'est-à-dire, qu'il était racorni, et formant une espèce de ligament triangulaire; la membrane externe se prolongeait sur la vessie, et on voyait que ce n'était que la fausse lame du péritoine.

La vessie était très-racornie, son volume n'excédait pas la grosseur d'une petite pomme, à peine aurait-elle contenu un demi-verre de liqueur; les membranes étaient fort épaisses, le col était fort dur, froncé, racorni, semblable à un parchemin à demi brûlé, et l'ouverture était entièrement fermée.

On peut rendre compte de cette observation par la structure même de cette partie dont j'ai donné l'exposition anatomique; je n'entrerai pas par conséquent dans de plus longs détails : mon objet était de donner la description de l'ouraque, et je crois y avoir réussi, en rapportant fidellement ce que j'ai vu dans un grand nombre de sujets morts dans des âges différens, de différentes maladies, et principalement dans ceux dont les fibres étaient relâchées par quelque infiltration.

MÉMOIRE

Dans lequel on démontre l'action du poumon sur l'aorte, pendant le temps de la respiration, et où l'on prouve que dans l'enfant qui vient de naître, le poumon droit respire avant le gauche. [1]

Si l'on jugeait de la perfection des sciences, par le nombre et le rang des savans qui les ont cultivées, on croirait que tous les objets que l'anatomie et la physiologie présentent sont épuisés. Mais dans la vaste carrière des sciences, quelque battue qu'elle soit, on voit toujours paraître mille sujets qui piquent notre curiosité, et qui avaient échappé aux yeux de nos prédécesseurs.

Ce n'est pas en recherchant les causes des phénomènes que l'on parvient à les connaître; c'est en suivant la nature dans sa marche qu'on la force à se dévoiler. J'étais depuis long-temps occupé à

[1] Mémoires de l'Académie des Sciences, ann. 1769.

chercher la cause de l'inégalité des bronches; non
seulement le pourquoi me semblait nouveau, mais
encore la question d'anatomie me paraissait peu
connue.

Pour dissiper mes doutes, je consultais en vain
les descriptions et les planches des anatomistes ;
la plupart n'avaient pas indiqué cette inégalité; les
autres étaient en contradiction avec leurs contemporains, souvent avec eux-mêmes. Je pris pour lors
le parti de ne m'en rapporter qu'à mes recherches;
j'ouvris le vrai livre de la nature ; je consultai le
cadavre ; je fis plusieurs expériences sur les animaux vivans. Une découverte conduit ordinairement à une autre ; et l'examen scrupuleux fait des
organes renfermés dans la poitrine , j'ai tiré une
description exacte des bronches ; j'ai sur-tout apperçu la connexion de la bronche gauche avec la
crosse de l'aorte. Les animaux m'ont présenté un
phénomène qui fait le principal sujet de ce Mémoire; je vais donner la description des bronches.

La trachée-artère , parvenue entre la seconde
et troisième vertèbre du dos , se divise en deux
branches , appelées par les anatomistes les *bron-*
ches , par rapport aux usages que ces canaux
remplissent dans l'économie animale.

Les bronches diffèrent entre elles par leur grosseur, leur longueur et leur direction ; la droite

est environ d'un quatrième plus grosse que la gauche, et celle-ci est plus longue d'un cinquième.

La bronche gauche est beaucoup plus inclinée que la droite ; elle est en même temps plus postérieure.

La direction de ces canaux souffre quelques variétés par rapport aux âges ; le fœtus qui n'a point respiré, a la bronche gauche plus inclinée et plus postérieure que l'enfant venu au jour ; la bronche droite, dans l'enfant venu à terme, se trouve un peu plus élevée qu'elle n'était avant sa naissance.

Cette description, qui est conforme à la nature, ne se trouve dans aucun livre d'anatomie ; les uns indiquent certains points, et en omettent d'autres aussi essentiels. M. Lieutaud a parlé du changement de position dans les bronches, lorsque l'air distend les poumons ; mais il n'a point parlé des différentes capacités de ces tuyaux *aérifères*. On voit dans les planches de Cowper la bronche droite plus inclinée, plus longue, et moins large que la gauche, ce qui rentre dans l'ordre naturel ; mais les bronches sont dans le même plan, ce qui n'est point dans l'homme, puisque la bronche droite dans l'adulte est plus antérieure que la gauche.

Un autre reproche qu'on peut faire à Cowper, c'est de n'avoir point indiqué dans sa description la différente position , l'étendue et l'inclinaison des bronches. Il semble que le peintre ait été au-delà des vues de cet anatomiste.

Ce que le peintre de Cowper a observé, a été représenté par le peintre dont M. Haller s'est servi pour faire des planches sur le poumon et sur le cœur ; ces planches sont insérées dans ses opuscules d'anatomie ; dans l'explication de la figure, M. Haller n'a nullement indiqué les objets qui font le sujet de nos recherches. Cependant M. Haller entre ailleurs dans des détails plus longs ; dans son chapitre sur la respiration, il dit, en parlant de la bronche gauche : *Sinister longior, obliquior, idemque aliquanto gracilior est.* Ce grand physiologiste ne dit point, comme Lieutaud que la bronche gauche est placée plus en avant que la droite.

Ce changement de direction, ignoré de la plupart des anatomistes, a donné lieu à beaucoup de méprises. On voit dans les tables anatomiques de Verreyen de ceux qui l'ont copié, ou qu'il a copiés lui-même, les bronches dans le même plan, et au même degré d'inclinaison, et de la même grosseur. M. Winslow et d'autres ont omis de parler de ces différences de bronches ; mais elles n'ont pas échappé aux yeux de M· Senac. Il représente, dans ses planches sur le cœur, la bronche gauche plus inclinée que la droite ; l'inclinaison qu'on a donnée à la bronche gauche est telle qu'on l'observe dans l'adulte ; mais, dans le fœtus, elle approche plus de la perpendiculaire, et elle est plus postérieure : cependant, si la planche que j'indique est exacte, la description que M. Senac en donne est infidelle.

Il faut donc, pour avoir une idée exacte des bronches, recueillir les différentes descriptions que les anatomistes ont données de ces vaisseaux ; les uns fixent notre attention sur certains objets, les autres sur quelque autre ; et c'est en réunissant les idées éparses dans une multitude d'ouvrages, qu'on peut se former une véritable idée des vaisseaux aériens.

Les premières bronches ont, comme la trachée-artère, des anneaux cartilagineux, avec cette différence qu'ils ne sont pas tronqués postérieurement ; ce sont de véritables cercles fixés dans leur place, par un ligament très-élastique dont la couleur est d'un blanc tirant sur le rouge. Quelques anatomistes, séduits par cette couleur, ont regardé cette enveloppe comme musculaire, et M. Haller a adopté ce sentiment.

Ce ligament est composé de deux plans de fibres ; ces plans se joignent entre les anneaux, et se divisent en s'écartant pour recevoir les cartilages qui les recouvrent.

Bartholin a connu le ligament et le double
plan de fibres dont il est composé ; selon cet anatomiste, la lame externe est un prolongement de
la plèvré ; l'interne est la continuation de la membrane qui tapisse la bouche.

Je ne donnerai point à ces lames membraneuses
la même origine ; je crois qu'elles sont d'une structure bien différente de la plèvre et de la membrane
qui revêt la bouche : on ne peut d'ailleurs démontrer leur continuité ; aussi je les regarde comme
purement appartenantes aux bronches : entre les
deux lames de la membrane, il y a, selon le même
auteur, des ligamens propres qui s'implantent aux
cartilages ; ces ligamens n'existent point : on dégage
les cartilages de leurs enveloppes, en faisant long-
temps macérer les bronches dans l'eau bouillante,
ou même dans l'eau froide ; la membrane reste dans
son entier, ce qui fournit une preuve complète
de la continuité de la membrane ligamenteuse.
M. Winslow s'était formé une autre idée sur la
structure de la trachée-artère et des bronches : il
dit que les cerceaux sont liés par des ligamens
particuliers, qui se terminent chacun aux cartilages voisins : l'observation anatomique que je
viens de rapporter pour appuyer mon sentiment,
suffirait seule pour détruire celle qu'avait adoptée
ce grand anatomiste ; mais je puis en trouver une

autre dans la manière dont se fait l'ossification de cette partie; il n'y a souvent que la membrane extérieure qui s'ossifie : on trouve pour lors les cartilages dans leur intégrité, quoique toute la trachée-artère paraisse ossifiée.

Les bronches sont tapissées intérieurement d'une membrane dans laquelle on voit plusieurs lignes longitudinales parallèles les unes aux autres; mais, outre les replis longitudinaux, il en est un autre qui mérite une très-grande attention ; ce repli se trouve dans le point où la trachée-artère fournit la bronche gauche; il est en partie formé par la membrane, et en partie par le premier cartilage de la bronche qui est poussé dans l'intérieur du canal. Cette position du cartilage provient de l'inclinaison du conduit auquel il appartient; et comme cette inclinaison varie, cette duplicature est plus ou moins saillante dans les différens âges de la vie : la bronche gauche est plus inclinée dans le fœtus qui n'a pas respiré, et ce repli est plus élevé : le contraire arrive lorsque le poumon droit reçoit l'air ; alors la bronche droite se relève et la duplicature diminue : elle disparaîtrait totalement, si la bronche formait, avec la trachée-artère, un angle parfaitement droit ; cette duplicature est placée entre les bronches, comme les éperons d'un pont des rivières le sont entre les arches différentes qui le composent.

La bronche droite flotte librement dans la cavité de la poitrine qui la reçoit ; aucun obstacle ne s'oppose aux différens mouvemens que l'air ou l'abaissement des côtes lui fait produire. Elle s'élève librement lorsque le poumon qui lui répond se dilate, et elle s'abaisse avec une égale facilité lorsque les poumons s'affaissent ; il n'en est pas de même de la bronche gauche, l'artère-aorte l'embrasse exactement : il faut même que le vaisseau par où passe la plus grande quantité de sang obéisse, cède aux différens mouvemens qu'exécute la bronche sur laquelle elle appuie.

La connexion de l'aorte avec la bronche est connue de quelques physiologistes. Il est surprenant qu'ils n'aient pas réfléchi sur les effets que ces deux vaisseaux doivent produire l'un sur l'autre ; l'aorte trop distendue peut comprimer la bronche, et empêcher l'air de pénétrer le poumon gauche pour le distendre suffisamment.

La bronche dilatée par l'air, ou relevée par la même cause, en pressant à son tour l'aorte, peut donner lieu aux palpitations de cœur les plus violentes, et à un nombre infini d'autres maladies dont il serait hors de propos de faire l'énumération.

Dans un homme attaqué d'un anévrisme à la crosse de l'aorte, et qui avait ressenti la plus grande difficulté de respirer, je trouvai la bronche gauche très-rétrécie par la compression que l'aorte exerçait sur elle ; et dans le cadavre d'un asthmatique, dont le pouls avait été extraordinairement irrégulier, je vis le poumon gauche rempli de tubercules et la bronche du même côté, qui, par son élévation contre nature, comprimait le bord concave de la crosse de l'aorte.

Pour jeter un plus grand jour sur la cause des dérangemens qui peuvent survenir dans ce cas, il est nécessaire que j'entre dans quelques détails anatomiques.

L'aorte dans le fœtus qui n'a point respiré, est très-inclinée de devant en arrière, et un peu sur le côté de la bronche ; car, outre que la bronche gauche qu'elle accompagne toujours est plus en arrière à cet âge, qu'elle ne l'est dans l'enfant qui a respiré, le thymus qui remplit une partie de la poitrine, concourt encore à la porter en arrière. M. Lieutaud a déjà fait cette remarque dans son troisième Mémoire sur le cœur, inséré dans le volume de l'Académie royale des Sciences, année 1754.

L'aorte change de position lorsque l'air pénètre l'intérieur du poumon gauche ; la bronche, en s'élevant, élève en même temps l'aorte ; et comme la bronche, lorsqu'elle se relève, se porte en avant, l'artère la suit aussi dans ses différens mouvemens ;

le thymus, en s'effaçant, laisse à la bronche un plus grand espace pour exécuter ses mouvemens. J'ai soumis à l'expérience plusieurs animaux vivans; les chats, les chiens, n'ont point été épargnés; et après plusieurs ouvertures d'animaux, tant de ceux qui n'avaient point respiré, que de ceux qui avaient déjà reçu l'air dans leurs poumons, j'ai toujours vu l'aorte plus en arrière dans la poitrine de ceux qui n'avaient pas respiré, que dans ceux qui avaient déjà eu les poumons dilatés par l'air.

Ces recherches sur les changemens qui arrivent dans les organes de la poitrine, me donnèrent lieu à de nouvelles réflexions. Je fus curieux de savoir ce qui se passait dans le temps de la respiration : voici ce que j'ai observé, et que tout anatomiste peut appercevoir s'il veut se donner la peine de le rechercher sur les animaux vivans. Après avoir levé le sternum d'un chien vivant, j'ai soufflé dans la trachée-artère, par le moyen d'un tuyau de verre que j'avais introduit dans le canal aérien, à la faveur d'une ouverture pratiquée au-dessous du larynx : toutes les fois que le poumon gauche entrait en dilatation, je voyais la bronche gauche s'élever avec l'aorte; au contraire ces deux canaux s'abaissaient lorsque j'exprimais l'air des poumons.

Je conclus, d'après cette expérience, que l'artère-aorte est élevée et portée en avant à chaque inspiration, et qu'elle est portée en arrière et en bas lorsque le poumon s'affaisse. Cette remarque de physiologie me paraît de la plus grande importance pour la pratique de la médecine. Non seulement on apprend jusqu'à quel point les maladies du cœur et des vaisseaux sanguins peuvent agir sur les poumons, mais encore on voit clairement que les vices de la respiration doivent se faire sentir sur tout le système vasculeux; car les inspirations trop grandes, trop souvent répétées, doivent accélérer ou retarder la circulation de nos humeurs; ce qui ne peut se faire sans un dérangement de fonctions. On remarque que dans certaines affections du poumon, les artères battent de temps en temps, comme par *soubresaut;* ce qui s'accorde assez avec la théorie que nous venons d'exposer.

Mes recherches en étaient au point que je viens d'indiquer, lorsqu'un jour, conduit par un esprit de doute et d'incertitude, je voulus répéter les expériences que j'avais déjà faites; j'ouvris le thorax d'un petit chat mort depuis peu, j'apperçus une différence dans la couleur des lobes du poumon; le droit était d'un rouge pâle, la couleur du gauche était plus foncée, elle était d'un rouge obscur : cette différence de couleurs me fit présumer que le poumon droit avait reçu l'air avant le gauche; je jetai ces poumons dans de l'eau de fontaine, le droit surnagea, tandis que le gauche se précipita au fond du vaisseau; je me défiais de ces signes, quoique suffisans pour me convaincre.

J'ouvris, quelques jours après, la poitrine de trois chiens qui avaient respiré, j'enlevai leurs poumons qui surnagèrent tous : les poumons de plusieurs chats qui n'étaient pas venus à terme, et qui n'avaient pas respiré; ceux de trois petits chiens, dont la mère n'avait pas encore mis bas, étant jetés dans l'eau, s'y enfoncèrent; ayant souf-flé dans le poumon droit d'un petit chien qui n'a-vait pas encore respiré, ce poumon surnagea, malgré les efforts que j'avais faits pour en expri-mer l'air, au lieu que le gauche se précipita au fond de l'eau.

Toutes ces expériences auraient pu, je crois, suffire pour conclure que le poumon droit respi-rait avant le gauche; mais, comme en matière de physique , on ne saurait agir avec trop de pré-caution quand on procède à des expériences, et être trop réservé quand il faut tirer des conclu-sions sur ce que l'on observe, je voulus vérifier ce fait que je croyais déjà très-vraisemblable.

Un chat tué, deux ou trois minutes après sa

naissance, m'offrit les mêmes circonstances que le premier ; le poumon droit était d'un rouge blanc, le gauche d'un rouge obscur ; le premier remplissait presque toute la capacité droite de la poitrine, l'autre était tout ramassé et ridé, la poitrine présentait un grand vide ; le poumon droit plongé dans un seau d'eau de rivière surnagea, au lieu que le gauche s'enfonça : je tirai ce dernier hors de l'eau, et après avoir soufflé dans l'intérieur des bronches, je le plongeai dans l'eau, il surnagea aussi-bien que l'autre. De l'anatomie comparée, je passai à celle d'un fœtus humain : on m'en procura un qui n'était pas venu à terme, et qui n'avait pas respiré ; ayant soufflé dans la trachée-artère, je vis clairement que l'air gonflait plutôt le poumon droit que le gauche ; il semblait que l'air n'entrait dans ce dernier que par reflux.

On doit avouer que ces expériences ne réussissent pas toujours ; la direction que l'on donne au tuyau dont on se sert pour souffler, les obstacles qui se rencontrent quelquefois dans le poumon droit, s'opposent à l'entrée de l'air ; le souffle entre pour lors dans le gauche plutôt que dans le droit. Je cherchais un jour à découvrir la cause qui m'avait fait manquer mon expérience, et je trouvai des grumeaux de sang dans la bronche droite ; je l'ai trouvée une autre fois remplie de mucosité.

On fait aisément ces expériences sur les animaux, mais il est difficile d'avoir des fœtus humains pour s'assurer de la vérité ; il est rare d'avoir des enfans qui n'aient vécu que deux ou trois minutes ; ou ils ont vécu plus long-temps, ou bien ils sont venus morts. On trouve cependant un fait dans un Mémoire de M. Petit, de Namur, inséré dans le recueil de l'Académie royale des Sciences, (année 1733) qui m'est trop favorable pour le passer sous silence. M. Petit, en donnant la description d'un fœtus humain, monstrueux, s'exprime ainsi :

« Les poumons étaient différens l'un de l'au-
« tre ; celui du côté droit était rouge, pâle, gon-
« flé, comme sont ordinairement les poumons
« qui ont respiré ; le côté gauche était d'un rouge
« brun, comme sont ceux des fœtus qui n'ont
« pas encore respiré ; ce qui marquait assez que
« l'enfant avait respiré par le poumon droit, dans
« lequel l'air était entré, mais qu'il n'avait pu s'in-
« troduire dans le poumon gauche. » M. Petit donne ensuite la description des bronches ; il ne parle point de l'inégalité de ces conduits.

Après tout ce que je viens de rapporter, il me paraît qu'on peut conclure que dans la première inspiration, et peut-être dans toutes les autres de la vie, l'air pénètre le poumon droit avant le poumon gauche. L'expérience vient à l'appui de ce sentiment, et l'on peut rendre raison de cette particularité qui dépend de la structure même des parties : la bronche droite est plus grande, plus ample que la gauche ; l'air, entrant pour la première fois dans la poitrine, a moins de peine à pénétrer dans l'intérieur de ce tuyau que dans le gauche ; en outre, la bronche gauche étant plus longue et plus étroite, l'air a plus de frottemens à essuyer contre ses parois, que contre celles de la droite dont la surface est beaucoup plus étendue : la bronche gauche est en partie bouchée par le petit repli de la membrane interne des bronches, et par la portion interne du poumon ; de plus, l'aorte et le canal artériel, qui sont remplis de sang, en comprimant la bronche gauche, diminuent sa capacité, et forment un obstacle qui retarde l'entrée de l'air.

Quand on connaît ce mécanisme, on peut aisément expliquer pourquoi le canal artériel s'efface peu après la naissance ; la bronche gauche, en s'élevant, éloigne l'aorte de l'artère pulmonaire, distend le canal artériel ; et comme elle est placée sous ce même canal, elle ne peut se relever qu'en le comprimant. Ceux qui sont par état

obligés de faire des rapports en justice, doivent
faire attention aux expériences que j'ai rapportées : le poumon droit d'un enfant qui n'avait
vécu que très-peu de temps, plongé dans l'eau,
surnageait, tandis que le poumon gauche s'en-
fonçait ; et si l'on portait son jugement d'après
une seule épreuve, l'on pourrait tomber dans la
plus fâcheuse méprise.

Remarques sur ce Mémoire , par B.O.R.D.E.U, *auteur
des Recherches sur le pouls par rapport aux crises,*
tome 3.

Ne pourrait-on pas trouver dans la contiguité
qu'ont entre elles l'aorte et la bronche gauche, quelque raison pour expliquer le pouls pectoral décrit par
M. de Bordeu? Je n'ignore pas que ce pouls se rencontre dans les lésions du grand lobe, ou lobe droit du
poumon : on voit un exemple de ce fait dans le tome
premier des *Recherches sur le Pouls,* Observ. ix. Je
n'ignore pas encore qu'il ne faille chercher ailleurs que
dans la cause dont je viens de parler, celle du pouls
pectoral ; je veux dire dans les trames nerveuse, cel-
luleuse et vasculaire de la poitrine, sur-tout dans la
première ; mais je ne doute pas que la connexité de
la bronche gauche avec l'aorte ne puisse produire
des modifications dans le pouls, qu'on peut nommer
modifications pectorales, ou *pouls pectoral.*

Le pouls extraordinairement irrégulier , observé
par M. Portal , dans le malade asthmatique dont il

parle, n'aurait-il pas le *pouls pectoral d'irritation*, ou *non critique*, ainsi que M. de Bordeu l'appelle? On peut du moins croire que la compression qu'éprouvait l'aorte de la part de la bronche, dans ce malade, était une cause suffisante pour produire l'espèce de pouls qui y fut observée, ou que cette cause serait capable d'en produire d'une toute autre espèce.

Je voudrais que M. Portal eût décrit le pouls qui dut être remarquable dans le sujet attaqué d'un anévrisme à la crosse de l'aorte, qu'il cite immédiatement avant le premier; peut-être que cette description eût entièrement éclairci mon doute.

Quoi qu'il en soit, il paraît que cet habile anatomiste n'a pas tout-à-fait méconnu l'existence du pouls *supérieur*, lorsqu'il dit que, dans certaines affections du poumon, les artères battent de temps en temps, comme par soubresauts. En effet le pouls supérieur, suivant l'auteur qui l'a décrit et dénommé le premier, *est toujours remarquable par une réduplication précipitée dans les pulsations des artères*, etc. . . .

1.º La connexion de l'aorte avec les bronches est donc, suivant moi, une cause non équivoque des modifications qu'éprouve le pouls dans certains cas, dans certaines affections de poitrine, soit que la lésion appartienne à l'aorte, soit qu'elle appartienne au poumon. On sait que l'effet des lésions est d'occasionner un redoublement d'effort dans les organes : c'est dans ce redoublement d'effort, et dans les irrégularités qui l'accompagnent, qu'il faut chercher les modifications du pouls, qui sont produites par la cause dont je parle.

2.º Je ne chercherai point à déterminer jusqu'où

cette cause peut étendre son empire sur le pouls : je ne déciderai point, par exemple, si elle peut imiter le pouls nazal et le guttural, qui ont, ainsi que nous l'apprend M. de Bordeu (*Recherches sur le Pouls,* tom. I, chap. VII;) une grande ressemblance avec le pouls pectoral : c'est à l'observation à nous éclairer sur ce problême, où le raisonnement manque d'un appui suffisant; je veux dire d'une connaissance exacte des liens des parties, de leurs correspondances, et des diverses manières d'agir de chaque organe. Mais je puis hardiment assurer, que la cause énoncée doit sur-tout produire ses effets dans les affections de la poitrine, et agir sur le systême vasculaire, ou le pouls; parce que les parties qui composent cette cavité ont bien plus de rapport entre elles qu'elles n'on ont, par exemple, avec la gorge, le nez, le cerveau.

3.° On peut concevoir, d'après ce que je viens de dire, pourquoi les lésions ou les affections du grand lobe du poumon produisent aussi le pouls pectoral, comme je le remarquais plus haut. On concevra encore mieux ce fait, quand on se représentera toutes les parties, telles qu'on doit se les représenter, pourvues de sensibilité et de mobilité : qui refusera ces propriétés aux nerfs du poumon, à la plèvre, à l'aorte elle-même ? etc.

La connexion des bronches et de l'aorte peut donc occasionner des changemens, des medifications réelles dans le pouls, soit que le vice existe originairement dans les bronches, ou dans l'aorte, soit qu'il réside dans quelque autre endroit de la poitrine.

4.° Qu'on se rappelle les trames nerveuses, vascu-
leuses, cellulaires et membraneuses, qui composent
cette cavité, et que l'œil apperçoit aisément dans les
dissections anatomiques. Voilà de nouvelles causes
que la première peut mettre en jeu, ou qui peuvent
la mettre en jeu elle-même.

La contiguité de l'aorte et de la bronche, l'espèce
de commerce qu'ont entre elles ces parties, peuvent
donc influer de toutes manières sur le pouls. Cette cause
des modifications du pouls mérite par conséquent
l'attention de ceux qui s'occupent de cette branche
importante de l'art de guérir (le pouls) : elle doit sur-
tout aiguillonner le zèle de l'anatomiste à qui la découverte en appartient. La nouvelle doctrine du pouls
s'applaudira véritablement, quand M. Portal aura, par
ses observations faites sur le vivant, par ses observations de pratique, évalué le fonds de sa découverte,
et les avantages qu'en peut retirer la doctrine dont je
parle.

OBSERVATIONS

SUR

DIVERS POINTS D'ANATOMIE.[1]

OBSERVATION

Sur des Ischuries survenues à la suite d'un racornissement de la vessie.

Pour que l'excrétion de l'urine se fasse d'une manière et dans un temps convenables, il doit y avoir une juste proportion entre la matière de l'urine que le rein sépare et la capacité de la vessie qui la reçoit.

Les auteurs ont connu et détaillé les effets qui sont la suite d'une augmentation dans la capacité de la vessie par rapport à l'excrétion de l'urine; mais ils ont peu insisté sur ceux qui peuvent, dans un âge avancé, provenir de l'imminution dans la capacité de ce réservoir; ils méritent cependant, à ce qu'il semble, d'être examinés,

---

[1] Mémoires de l'Académie des Sciences, ann. 1770.

et c'est ce qui m'engage à communiquer les observations suivantes :

J'ai trouvé à Montpellier, en 1764, en disséquant le cadavre d'une femme âgée d'environ soixante ans, que je destinais à la démonstration de la Névrologie, la vessie si rapetissée qu'elle n'était pas plus grosse qu'une petite noix. Son col était très-racorni, semblable à du parchemin brûlé ; l'ouverture par laquelle elle communiquait avec l'urètre, totalement oblitérée ; ses parois, de l'épaisseur d'un écu de six livres, semblables à un cartilage ; sa cavité presque anéantie ; les uretères étaient très-gros et remplis d'urine ; du reste, le canal de l'urètre en très-bon état ; les reins étaient livides, et les vaisseaux gorgés de sang. Je ne pus absolument savoir les symptômes de la maladie dont cette femme était morte ; vraisemblablement c'était à la suite d'une suppression d'urine ; la couleur livide des reins, la tuméfaction des vaisseaux annonçaient qu'il y avait eu inflammation.

Un homme âgé de quatre-vingt-douze ans, après avoir mené une vie laborieuse, sur-tout voyagé beaucoup à cheval, ressentit à la verge des douleurs fort vives ; il les rapportait en différens endroits, tantôt au gland et tantôt au col de la vessie. Les douleurs cessèrent d'elles-mêmes quelques jours après ; cependant l'urine, qui jusqu'ici avait eu un libre cours, diminuait chaque jour en quantité. On administrait en vain les diurétiques les plus forts, lorsque l'on vit l'urine couler par l'ombilic et par la verge.

Dans la suite, la voie naturelle lui fut entièrement interdite, et le malade ne rendit les urines que par l'ombilic ; il vécut encore six mois, et mourut d'une maladie qui ne reconnaissait pour cause aucun vice dans les voies urinaires.

A l'ouverture du cadavre on trouva un canal de communication entre l'ombilic et la vessie ; le col était entièrement oblitéré, froncé et racorni. Je trouvai l'année suivante, en disséquant le cadavre d'un vieillard, la vessie et ses uretères remplis d'urine ; le col de la vessie était racorni et totalement oblitéré ; la cavité de ce viscère très-diminuée par le resserrement de son corps, et ses parois, avaient l'épaisseur de huit à neuf lignes : cependant, par un examen réfléchi, je vis que la membrane interne était la seule qui eût acquis du volume ; l'extérieure fournie par le péritoine était dans son état naturel ; les trousseaux musculeux étaient peu apparens, et si intimement collés à la membrane externe, qu'on pouvait à peine les séparer.

La membrane intérieure ressemblait à un cartilage; son épaisseur n'était pas égale par-tout; elle était double vers la face inférieure du col de la vessie, sur-tout dans le trigone de Lieutaud, lieu où Nicolas Massa dit que les tuniques de vessie sont plus épaisses qu'ailleurs. En examinant la face interne de la membrane de la vessie, il était fort difficile d'appercevoir la direction de ses fibres; mais on les voyait plus facilement quand on incisait cette membrane : elle paraissait formée de différentes couches de tissu cellulaire. Pour mieux me convaincre de son existence, je la fis macérer dans de l'eau pendant quelques jours ; c'est pour lors que je la divisai en plusieurs feuillets, et que je vis qu'ils n'étaient formés que du tissu cellulaire.

J'ai réitéré mes recherches sur plusieurs autres vessies de vieillards, et j'ai fréquemment trouvé leurs parois beaucoup plus épaisses qu'elles n'ont coutume d'être, la cavité de beaucoup diminuée, et l'ouverture de l'urètre très-rétrécie.

Plusieurs autres viscères sont sujets à de pareils changemens; par exemple, l'estomac du vieillard est toujours plus petit, et ses parois beaucoup plus épaisses et plus denses que ne sont celles du ventricule d'un adulte ou d'un enfant; l'ouverture du pylore diminue sensiblement, et le bourrelet circulaire est beaucoup plus gonflé.

Par ces observations sur la vessie faites en très-peu de temps, il est à présumer que les ischuries produites par le racornissement de ce viscère ne sont pas rares chez les vieillards ; cependant elles ne me paraissent pas avoir été décrites par les auteurs.

Les lithotomistes ont parlé des épaississemens de la vessie, produits des calculs, etc. Ruysch, Detharding, Morgagni et M. Lieutaud en ont rapporté plusieurs exemples. Morgagni nous a appris qu'on trouvait communément l'estomac de ceux qui ont fait un fréquent usage de boissons spiritueuses, racorni, épais, rapetissé ; mais il n'a pas parlé du racornissement des parois et de l'oblitération du col de la vessie des vieillards.

O B S E R V A T I O N

Sur un spina bifida *et sur le canal de la moelle épinière.*

Il n'y a pas long-temps que les anatomistes connaissent le *spina bifida;* Tulpius est le premier qui en a donné une description suivie ; Léchelius Zwinger et M. de Haller, dans ses thèses chirurgicales, en ont parlé fort au long. Ces auteurs sont d'accord sur les signes, mais ils se contredisent sur la nature de cette tumeur ; les uns veulent que ce soit une infiltration dans la membrane vaginale de la moelle épinière ; d'autres assurent que l'eau est amassée entre la pie et la dure-mère.

Ces contradictions apparentes dans les auteurs me faisaient desirer depuis long-temps une occasion de m'assurer de la vérité par moi-même ; un heureux hasard me l'offrit.

Je disséquai l'hiver dernier un fœtus hydrocéphale venu à terme, et qui était attaqué d'un *spina bifida*, la tumeur avait son siége au-dessus de l'os sacrum ; j'incisai les tégumens avec circonspection, j'enlevai les muscles grands-dorsaux, je séparai les longs-dorsaux et les demi-épineux des lombes, et je mis la tumeur bien à découvert.

La dernière vertèbre des lombes n'avait point d'apophyse épineuse, et on voyait un espace rhomboïde à travers lequel sortait une excroissance qui cédait au tact, et dont la couleur était d'un rouge pâle. Je l'incisai légèrement ; il s'écoula une petite quantité d'eau rougeâtre ; après cet écoulement il parut une masse blanchâtre, filamenteuse ; je l'ouvris, j'y trouvai un canal rempli d'une eau limpide : je suivis ce canal jusqu'aux vertèbres cervicales ; il était plus dilaté vers le bas que vers le haut, où il se rétrécissait sensiblement ; sa surface interne était très-unie ; il me parut qu'il y avait une membrane très-fine qui en formait la paroi.

Je fis dans la suite plus d'attention à cette observation, que dans le temps que je m'adonnais à ces recherches ; je soupçonnai qu'il y avait un canal dans
la moelle épinière, qui communiquait avec les ventricules du cerveau. J'ouvris divers fœtus et les
cadavres de plusieurs adultes ; mais mes peines et
mes soins furent superflus : un événement plus
heureux satisfit ma curiosité. J'ouvris à la rue du
Regard, en présence de M. Maloet, célèbre médecin de la faculté de Paris, le cadavre d'un homme
de trente à trente-cinq ans, mort à la suite d'une
longue maladie, et dont M. Maloet avait dirigé
le traitement. Comme le malade avait eu des douleurs vives dans les extrémités, nous ouvrîmes le
canal spinal et la moelle épinière ; je trouvai dans
la portion médullaire cervicale un canal dans lequel on pouvait insinuer sans peine un assez gros
stylet, jusque vers la quatrième ou cinquième vertèbre cervicale.

Ce fait, réuni au précédent, me fit penser qu'il
y avait un canal dans la moelle épinière qui existait toujours, mais qui était plus apparent dans
certains sujets que dans d'autres. J'écrivis à ce
sujet un Mémoire ; je le communiquai à M. Senac : il m'avait déjà prévenu dans mes travaux,
car il me dit avoir vu ce canal : il existe donc,
et il est surprenant que les anatomistes modernes

l'aient passé sous silence ; je l'ai trouvé depuis décrit dans les plus anciens auteurs, et je dois leur rendre justice en leur accordant la découverte qui leur appartient.

Charles Etienne, en décrivant la moelle épinière, dit qu'il y a un canal au milieu de sa substance qui se propage du cerveau à la moelle épinière, et qu'il se remplit quelquefois d'une liqueur jaunâtre : *Caeterùm quod ad interiora ipsius medullae spectat , cavitatem in internum ejus substantiae manifestam reperire licet quae ceu quidam ipsius ventriculus esse conspicitur , in quo aquosus quidam humor subflavus continetur , paulò tamen liquidior , quàm qui in anterioribus cerebri delitescit.* [1]

Columbus a été plus loin ; il a déterminé la figure et la grandeur de ce canal, en le comparant à une plume à écrire. [2]

La description que cet anatomiste donne du canal de la moelle épinière est exacte ; plusieurs auteurs qui lui ont succédé ont aussi parlé de ce canal, mais l'ont différemment décrit. Il est surprenant qu'une découverte aussi intéressante et

------

[1] Page 337.
[2] *De re anat.* page 194.

si curieuse ait resté perdue dans les livres de ses auteurs ; il en est un grand nombre d'autres qui se trouvent dans le même cas. Ce canal ne favoriserait-il pas les mouvemens de la moelle épinière, que quelques physiologistes disent y avoir observés ? Je puis assurer avoir vu la moelle épinière se gonfler et s'affaisser dans un chat auquel on avait ouvert le canal spinal en arrière et en haut vers les vertèbres cervicales inférieures : ces mouvemens dans la substance médullaire vertébrale ne répondaient point à ceux des artères ; ils me parurent au contraire répondre aux mouvemens du cerveau. L'espace vide que l'on observe dans les cadavres entre la moelle et le canal vertébral , pourrait bien permettre ces gonflemens et affaissemens alternatifs de la moelle épinière : au reste, Paaw prétendait autrefois que la moelle épinière se mouvait dans son canal comme le cerveau se meut dans le crâne. [1]

---

[1] *Voyez* notre Hist. de l'anat. t. II , pag. 401.

Hydropisie particulière des ventricules latéraux du cerveau, et sur la cloison qui les sépare.

Depuis Galien jusqu'à Varoli, les anatomistes ont presque tous regardé les ventricules latéraux comme deux cavités particulières et indépendantes l'une de l'autre; Varoli a prétendu qu'ils communiquaient entre eux, et qu'ils se joignaient au-dessous de la voûte à trois piliers. Les anatomistes qui lui ont succédé ont généralement suivi son opinion; si quelques-uns s'en sont écartés, ils ont admis une membrane mince et transparente au-dessous du *septum lucidum*, mais qu'ils ont dit être percée en différens endroits.

M. Winslow a décrit les trous de communication fort au long; l'observation suivante me fit douter de l'exactitude de sa description. Je disséquais, il y a environ trois ans, le cerveau d'un jeune enfant de trois à quatre ans, mort de la petite-vérole; sa tête était plus grosse qu'elle n'a coutume d'être à cet âge, quoique la substance du cerveau fût sèche. A l'ouverture des ventricules qui étaient fort dilatés, je trouvai une très-grande quantité de sérosité; le droit était rempli d'une sérosité limpide, le gauche d'une sérosité rougeâtre : cette différence dans la couleur me frappa ; je craignis d'avoir ouvert quelque vaisseau qui eût versé son sang dans le ventricule gauche, et qui eût troublé la transparence de la sérosité : je crus devoir attendre un certain temps avant de toucher au cerveau, pour voir si la différence de couleur dans l'eau des ventricules subsisterait telle que je l'observais.

Au bout d'une heure je trouvai le ventricule gauche rempli de la sérosité limpide, et le ventricule droit de la sérosité rougeâtre ; je soupçonnai pour lors qu'il n'y avait aucune communication entre les ventricules : je fis d'ultérieures recherches pour m'assurer de la vérité ; j'emportai autant que je pus de la substance de l'hémisphère gauche du cerveau, j'ouvris le ventricule du même côté ; l'eau qu'il contenait s'épancha sans qu'il s'écoulât sensiblement une seule goutte de l'eau rougeâtre contenue dans le ventricule gauche ; c'est pour lors qu'il m'a été aisé d'appercevoir une cloison membraneuse qui séparait complétement les ventricules.

Plusieurs des étudians qui suivaient le cours d'anatomie que je faisais cette année dans la rue de la Harpe, furent témoins de mes recherches.

Cependant l'eau rougeâtre contenue dans le ventricule gauche rompit la membrane que je décrivais à mes auditeurs, et mon plaisir fut de courte durée. J'ai eu depuis occasion de la voir plusieurs fois dans l'homme, sans aucune ouverture apparente ; mais il faut avouer qu'on ne la rencontre telle que par d'heureux hasards ; la substance du cerveau est si mince, et la cloison si fragile, qu'on la déchire en soulevant la voûte à trois piliers.

Je pourrais appuyer mon opinion sur l'existence d'une cloison entière entre les ventricules, de diverses observations puisées dans des auteurs dignes de foi, mais qui n'ont tiré aucune conclusion sur la structure des parties. Je ne rapporterai que les plus frappantes.

Tulpius parle d'un hydrocéphale qui avait deux livres d'eau dans un des ventricules, l'autre étant à sec. En parcourant l'histoire de l'ouverture du corps de Malpighi, faite par Baglivi, j'ai vu qu'on avait trouvé un des ventricules du cerveau de ce célèbre anatomiste rempli d'eau, quoiqu'il n'y en eût presque point dans l'autre : j'ai aussi trouvé, dans un des journaux de médecine, un fait à peu près pareil.

On a autrefois écrit qu'on soupçonnait qu'il y eût une cloison parfaite qui séparait les ventricules, et qui interceptait toute communication.

L'observation que je viens de rapporter, jointe

à celles des auteurs, et qui sont presque inconnues, prouve l'existence de cette cloison qu'on est quelquefois assez heureux de conserver dans son intégrité.

OBSERVATION

Sur une bosse particulière.

Une dame d'une très-grande condition, d'une taille au-dessous de la médiocre, âgée de soixante-six ans, et mère de plusieurs enfans, avait l'épine extraordinairement contournée sur les côtés; elle formait trois courbures : la supérieure était produite par les vertèbres cervicales et les deux premières vertèbres dorsales; la moyenne par les dix vertèbres dorsales suivantes, et la troisième par les vertèbres lombaires. La convexité de la première était à gauche, celle de la moyenne à droite, et celle de la troisième était à gauche. Cette dame parvint, ainsi conformée, à un âge fort avancé, sans ressentir aucune incommodité de la distortion de son épine; elle avait accouché plusieurs fois heureusement : cependant elle avait fait un usage très-fréquent de corps, mais sans succès; les bosses ne se redressèrent pas par de tels secours. Quelques années avant sa mort, il lui survint un accident très-remarquable : environ trois ou quatre heures après son repas, elle ressentait au bout du pied gauche une douleur des plus vives, une légère difficulté de respirer et une sensation désagréable dans le bas-ventre au-dessous de l'hypocondre gauche : les symptômes duraient deux ou trois heures; ils persistaient davantage et étaient plus vifs, lorsqu'elle avait mangé plus qu'à son ordinaire. On appela plusieurs médecins et divers chirurgiens; chacun fit des remèdes particuliers : il y en eut qui conseillèrent des topiques sur le bout du pied gauche; cependant la maladie résista à ce secours, la dame vécut avec cette infirmité, et elle périt de tout autre maladie. M. de Bordeu, qui en était le médecin, curieux de connaître la cause de la douleur que cette dame avait ressentie au bout du pied gauche, m'appela pour faire l'ouverture de son cadavre. Je trouvai les deux dernières fausses côtes gauches renversées dans le bas-ventre; la dernière recouvrait le colon qui était très-rétréci, et son extrémité était appliquée sur le plexus lombaire ; le colon était très-adhérent à ce même plexus et au muscle grand psoas.

C'est au renversement des côtes dans le côté gauche que nous attribuâmes la cause de la douleur que cette dame avait ressentie au bout du pied du même côté ; lorsque les excrémens par-

venaient à l'endroit du colon qui en était recouvert, ils le dilataient ; et comme cet intestin ne
pouvait se porter en avant à cause de la côte
qui lui opposait un obstacle invincible, l'effet de
la compression se transmettait aux nerfs lombaires, et de là aux nerfs cruraux qui se prolongent
sur le pied. Cette observation est curieuse ; c'est
ce qui m'engage à la communiquer à l'Académie.
Je crois qu'on doit attribuer le renversement des
deux dernières côtes aux corps dont la dame avait
fait usage pour se redresser l'épine : rien n'est
plus dangereux que l'application de pareils ha-
billemens. Je n'en rapporterai pas les inconvéniens, parce qu'on les a détaillés fort au long
dans divers ouvrages ; ce qu'il y a de particulier,
c'est que les plus anciens anatomistes en ont blâmé
l'usage, et qu'on ne s'est pas corrigé.

Charles Etienne, en parlant de l'omoplate,
blâme la conduite des nourrices qui bandent le
corps des enfans, ou qui, avant qu'ils soient assez
forts pour se soutenir, les obligent de marcher en
les soutenant avec des lisières : « A cet âge, dit-
« il, les parties sont souples et cèdent facilement
« à la pression ; la position naturelle des os se dé-
« range, et les muscles qui s'y attachent sont
« obligés de s'accommoder à ce déplacement. »
Peu de médecins ont fait attention à ce précepte ;

l'usage des corps et des maillots s'est fortifié par le temps ; les médecins eux-mêmes l'ont préconisé, ou n'ont point connu son inconvénient. Riolan, plus judicieux , a fait les mêmes réflexions que Charles Etienne ; il dit que les dames françaises ont pour la plupart une épaule plus haute que l'autre. La vérité se fait toujours connaître: Riolan l'a saisie, il a bien fait de la manifester ; mais il a tort de passer sous silence le nom de Charles Etienne. Il est vrai que plusieurs autres écrivains qui lui ont succédé ont marché sur ses traces; ils ont écrit sur l'abus des corps, mais sans citer ni Charles Etienne, ni Riolan, qui en avaient connu les inconvéniens : je me fais un honneur et un devoir de leur rendre ce qui leur appartient. [1]

---

[1] J'ai supprimé la fin de ce Mémoire , parce qu'il ne contient que des faits anatomiques, tels que, 1.° des observations sur la capacité des ventricules du cœur; 2.° des observations anatomiques pour servir à l'histoire des muscles, principalement sur le déplacement des muscles dentelés postérieurs ; des observations sur les muscles des yeux.

Je n'ai pas non plus fait réimprimer, pour les mêmes raisons, les Mémoires du citoyen PORTAL sur le canal thorachique, et sur les parties de la génération de la femme, qui se trouvent dans le même volume.

Un charlatan [1] s'étant vanté de percer de part
en part la tête d'un animal, et de le guérir sur-
le-champ avec un baume de sa composition,
M. Portal a fait voir des recherches à ce sujet.
Ce charlatan n'est pas le premier qui ait fait des
promesses de ce genre, et qui même les ait remplies ; mais cela ne prouve rien en faveur des remèdes : des chiens à qui M. Portal a percé la tête
dans toutes sortes de directions, ont été guéris
sans aucun secours ; les plaies de ce genre ne sont
mortelles que lorsque la moelle épinière a été
attaquée. Il faut un grand zèle et bien du courage
pour que la vue et l'utilité de ces cruelles expériences puissent l'emporter sur la répugnance qu'elles
inspirent.

Quelques physiologistes [2] ayant examiné que le
sang se raréfiait dans le poumon, en conclurent
avec raison que les vaisseaux qui y portaient le
sang devaient être en plus grand nombre, ou
plus grands que ceux qui le reportaient dans le
cœur, et qu'ainsi le poumon avait plus d'artères
que de veines.

M. Portal rapporte ici des observations qui dé-

[1] Histoire des Mémoires de l'Académie, année 1771.
[2] Ibid.

truisent cette hypothèse ; il a injecté des poumons avec de la cire colorée ; dans cet état il les a mis à macérer dans un acide qui, détruisant à la longue la substance du poumon, ne laissait plus subsister que la cire ; et, en l'examinant, il a vu que les veines surpassaient les artères en nombre et en grosseur : ensuite, de crainte qu'on ne lui objectât que cette expérience peut s'expliquer en supposant que les veines ont été plus distendues que les artères par la liqueur injectée , il a examiné des poumons non injectés , et a toujours vu les veines en plus grand nombre et les troncs des grosses veines, même lorsqu'elles étaient vides , plus grands que ceux des artères pleines de sang ou de liqueur injectée.

Il n'y a point d'anatomiste qui n'ait observé, dans les sujets qu'il a disséqués , des variétés de conformation indifférentes, du moins en apparence, à l'économie animale ; ce qui prouve que la nature n'a point formé chaque espèce sur un modèle unique, et que cette régularité, dont nous avons la témérité de lui faire honneur , n'existe que dans la tête des philosophes.

M. Portal, en examinant les veines du poumon, trouve qu'en général celles du poumon droit sont plus longues et plus grosses que celles du poumon gauche, parce que le poumon droit

est plus gros et plus éloigné de l'endroit de l'oreillette où ces veines aboutissent.

Mais quelquefois le poumon droit a cinq veines
au lieu de quatre; d'autres fois les veines pulmonaires se réunissent deux à deux avant que d'arriver au cœur.

Il paraît que les veines pulmonaires se divisent
toujours en deux branches à leur insertion dans
le poumon ; mais leur position n'est pas la même
à l'égard des artères. L'artère qui se trouve entre
les deux branches des veines est quelquefois
réunie avec elles dans une gaine commune; d'autres fois chaque vaisseau a sa gaine particulière.

Le treize avril mil sept cent soixante-onze [1], il
est venu à l'Académie une fille sans langue, et qui
parlait très-bien. Ce fait n'est pas unique; feu
M. de Jussieu a vu en Espagne un phénomène
semblable : c'était encore une fille. [2]

---

[1] Histoire des Mémoires de l'Académie, ann. 1771.

[2] Le citoyen Portal, qui cite cette observation dans
ses cours d'anatomie, dit qu'ayant légèrement comprimé avec son pouce, et par surprise, la trachée-artère
de la fille qui fait l'objet de cette observation, elle ou-
vrit la bouche, et qu'on y distingua la portion postérieure de la langue. Cette fille ne pouvait cependant
prononcer ni la lettre T, ni d'autres lettres qu'on ne
prononce que par le moyen de la langue, et que l'on
appelle pour cette raison linguales.

OBSERVATIONS

SUR

LES TUMEURS ET ENGORGEMENS

DE L'ÉPIPLOON.

Les anatomistes se sont plus occupés à déterminer les usages et la structure de l'épiploon, qu'à nous en faire connaître les différentes maladies ; elles sont cependant très-communes, et ce qu'il y a de plus fâcheux, c'est qu'on ne les connaît que que lorsqu'elles ont fait de si grands progrès, que la médecine n'est plus alors en état d y porter remède.

Plusieurs des symptômes qui sont la suite de la lésion de cet organe ont tant de rapports avec ceux qui surviennent lorsque les parties voisines sont affectées, que les médecins se trompent souvent sur le siége des maladies de l'épiploon : tantôt c'est dans les intestins qu'ils le fixent; tantôt c'est dans l'estosmac qu'ils l'établissent ; et quelquefois c'est dans le foie ou dans la rate qu'ils le supposent, quoiqu'il soit dans l'épiploon lui-même.

On commet journellement des fautes bien différentes ; c'est dans l'épiploon qu'on recherche la
cause de la maladie , lorsqu'elle a son siége dans
les viscères voisins ; et comme l'épiploon change
de place suivant la situation du corps, ce qui n'a
pas été assez examiné jusqu'ici , les médecins
croient souvent l'épiploon malade lorsqu'il est
sain, ou le regardent comme sain lorsqu'il est malade. J'ai d'abord compté leurs méprises par les
miennes; mais je puis me flatter de m'être éclairé
par mes propres erreurs; je ne craindrai pas d'en
rapporter plusieurs dans ce Mémoire: il est utile
de les connaître pour pouvoir les éviter.

Sur des épiploons engorgés de diverses matières.

PREMIÈRE OBSERVATION.

Un homme assez bien constitué, âgé de cinquante ans, se plaignait d'une tumeur vers la région iliaque gauche; cette tumeur se mouvait facilement lorsqu'on la poussait de gauche à droite ;
mais elle revenait à gauche lorsqu'on la livrait à
elle-même et que le sujet était debout.

Cette tumeur était si molle au tact, que quelques
chirurgiens furent d'abord d'avis de l'ouvrir, crai-
gnant qu'il n'y eût quelque abcès de caché; cepen-

dant, comme elle n'était point accompagnée de symptômes notables et urgens, on l'abandonna à elle-même.

Elle resta plus de cinq ans dans le même état ; elle était seulement devenue un peu plus dure ; après cette époque elle augmenta de volume, et continua de croître pendant six ans : le bas-ventre était devenu monstrueux ; il descendait jusqu'au milieu des cuisses, et il fallait le soutenir avec une ceinture ; il n'y avait pas de fluctuation sensible, et le malade n'éprouvait pas de tiraillement dans l'estomac ; il urinait librement ; et, à l'exception de sa respiration qui était un peu gênée, il remplissait bien ses fonctions.

Cet homme vécut ainsi jusqu'à l'âge de soixante-un ans ; il se vit alors obligé de diminuer la quantité des alimens qu'il prenait à chaque repas : il disait que son estomac ne pouvait en contenir davantage. Cependant le bas-ventre se tuméfiait de plus en plus, et le malade se trouva réduit au point qu'il ne pouvait manger à chaque fois que deux ou trois bouchées d'alimens ; il maigrit ; des vomissemens survinrent, et il périt dans le marasme.

Un chirurgien, qui l'avait vu dans sa maladie, me pria d'assister à l'ouverture de son corps ; ce que je fis avec d'autant plus de plaisir que le cas que parut intéressant : voici ce que nous trouvâmes.

1.º Le cerveau et les viscères de la poitrine en bon état.

2.º L'estomac si rapetissé que sa cavité aurait à peine pu contenir une petite pomme.

3.º L'épiploon était si volumineux qu'il couvrait entièrement tous les viscères du bas-ventre ; il avait plus de cinq pouces d'épaisseur ; sa surface antérieure était bosselée, et parut fort élevée en divers endroits et enfoncée dans d'autres.

La paroi postérieure était plus mince, quoique fort inégale ; on voyait vers ses bords, et sur-tout à la partie inférieure, des appendices d'inégale grosseur ; j'en pressai quelques-unes avec mes doigts, et j'observai que les unes résistaient moins que les autres.

J'en ouvris quelques-unes avec le scalpel, et il en sortit de la liqueur en plus ou moins grande quantité ; cette liqueur était limpide dans certaines follicules, dans d'autres elle était roussâtre : on voyait aussi qu'elle était plus ou moins coulante ; quelques follicules contenaient une vraie sérosité, d'autres une espèce de gelée, quelques-unes enfin une humeur concrète comme du miel, du suif ou du plâtre.

Je fis détacher l'épiploon, qui contenait tant de matières différentes, des parties du bas-ventre avec lesquelles il est annexé : il pesoit dix-huit livres ; ses tuniques étaient si fermes et si épaisses, qu'elles paraissaient cartilagineuses, semblables aux rayons de miel ; plusieurs cellules communiquaient ensemble, d'autres étaient distinctes et séparées par des cloisons plus ou moins épaisses, plus ou moins compactes. On put en séparer plusieurs de la masse de l'épiploon, pleines de l'humeur qu'elles contenaient ; ces cellules avaient jusqu'à un pouce ou un pouce et demi de diamètre.

Elles étaient communément de cette grandeur vers le bord inférieur et flottant de l'épiploon ; plusieurs de ces cellules n'étaient attachées à l'épiploon que par quelques filets : cependant j'observai dans quelques-unes d'elles des vaisseaux sanguins qui flottaient dans l'humeur qu'elles contenaient ; ces vaisseaux étaient des branches de ceux de l'épiploon.

C'est en vain que je cherchai dans cet épiploon la cavité épiploïque naturelle ; les parois antérieures et postérieures de cette cavité étaient collées, et comme elles avaient acquis un surcroît considérable d'épaisseur, il semblait que l'épiploon était divisé au milieu par un cartilage fort épais, ainsi qu'on voit le muscle crotaphite divisé par une aponévrose.

Cependant la matière qui remplissait les vésicules et les cellules épiploïques, m'avait paru si différente, que je crus devoir l'examiner de plus près ; elle différait, 1.º par la consistance : et quoique la position des cellules qui la contenaient fût très-variée, on observa néanmoins que les cellules les plus près de l'estomac contenaient pour la plupart une substance fluide ; que les cellules du milieu de l'épiploon étaient pleines d'une humeur gélatineuse ; et que celles qui étaient situées vers les bords de ce viscère contenaient une substance aussi dure que le plâtre.

2.º La matière des cellules différait par la couleur ; celle des cellules supérieures était beaucoup plus claire, celle des cellules moyennes était jaunâtre, et la couleur des cellules inférieures était blanchâtre.

3.º La liqueur qui remplissait les cellules supérieures se mêla si intimement avec l'eau froide, qu'à peine elle en troubla la transparence : soumise à l'ébullition, elle s'évapora, et elle dissolvait le savon.

4.º La matière contenue dans les cellules moyennes de l'épiploon fut bientôt dissoute dans l'eau chaude ; elle ne se précipita point lorsqu'elle fut refroidie, et on ne la vit point surnager ; exposée à un feu très-doux, elle se fondit facilement : ne reconnaît-on pas la matière gélatineuse à toutes ces expériences ?

5.º La substance contenue dans la plupart des cellules du bord inférieur et flottant de l'épiploon fournit d'autres résultats ; elle ne se fondait pas, mais elle s'épaississait davantage par la chaleur ; mêlée avec l'eau froide, elle ne s'y dissolvait pas, ce qu'elle fit lorsqu'on eut un peu chauffé l'eau ; elle acquérait un nouveau degré de consistance lorsqu'on la faisait infuser dans l'esprit-de-vin ; propriétés communes à toutes les matières lymphatiques.

Après avoir réfléchi sur les différens résultats des expériences que je viens de rapporter, je crus pouvoir présumer que l'engorgement de l'épiploon avait été séreux, gélatineux et lymphatique ; peut-être pensai-je que l'engorgement qui a été d'abord séreux, est devenu gélatineux et à la fin lymphatique : cette idée me paraissait d'autant mieux fondée que l'engorgement qu'on avait senti avait d'abord paru mou, et qu'il avait acquis de la dureté dans la suite ; je me fondais encore sur ce que j'avais observé dans le tissu cellulaire des embryons, des fœtus et des adultes. Dans les premiers, le tissu cellulaire n'est sensiblement imbu que d'une liqueur séreuse ; elle a acquis de la consistance dans les fœtus de six à sept mois ; elle est encore plus gluante et épaisse dans les fœtus des derniers temps ; et elle est très-épaisse et visqueuse dans les adultes.

La nature change les humeurs par une espèce d'animalisation, en diverses parties du corps dans l'état naturel; ne pourrait-elle pas le faire dans l'épiploon par état de maladie? et peut-être en divers cas cette dégénération est plus ou moins prompte.

Quoi qu'il en soit, la matière épanchée dans les cellules de l'épiploon avait divers caractères; et ne pourrait-on pas établir que dans certaines cellules elle était séreuse, qu'elle était gélatineuse dans d'autres, et enfin lymphatique? et comme l'on sait que les substances gélatineuses restent long-temps renfermées dans des kystes sans se corrompre, on peut croire que les engorgemens gélatineux de l'épiploon subsisteront long-temps sans dégénérescence, et que les engorgemens lymphatiques sont très-exposés à dégénérer en squirre.

Jusqu'ici les anatomistes s'étaient peu occupés à développer le caractère des matières épanchées dans l'épiploon; ils ont plutôt dirigé leurs recherches sur les parois des tumeurs formées dans ce viscère: d'abord ils leur ont donné le nom d'*hydatides*, quoiqu'elles fussent remplies d'une liqueur diversement colorée, ou qui avait une consistance plus ou moins grande.

La figure globuleuse que ces hydatides ont quelquefois, avait fait imaginer à Warthon qu'elles étaient formées par des glandes dont les canaux excréteurs étaient oblitérés; mais Ruysch, ayant trouvé plusieurs hydatides dans des parties dépourvues de glandes, prétendit qu'elles étaient produites par les extrémités des vaisseaux sanguins.

Cette opinion, qui n'est pas plus vraisemblable que la première, plut d'abord; mais des hydatides ayant été trouvées isolées et détachées de toutes les parties voisines, on n'osa plus en attribuer la cause à des dilatations vasculaires sanguines : on s'imagina alors qu'elles étaient formées par les vaisseaux lymphatiques; les valvules qu'on avait observées dans ceux-ci leur parurent suffisantes pour donner lieu à l'arrondissement de l'hydatide. On trouvera dans les Mémoires de l'Académie des remarques multipliées que M. Morand a faites pour expliquer la formation des hydatides, par la dilatation des vaisseaux lymphatiques; mais aucune n'est plausible quand il s'agit de rendre raison d'une hydatide qui contenait quelques pintes d'eau, et qui pesait neuf livres, telle qu'elle a été observée par Caldesius. M. Morgagni parle d'une autre hydatide dont le diamètre était de deux pouces; et dans l'épiploon dont nous avons donné la description plus haut, il y en avait une qui avait la grosseur du poing.

En effet, comment concevoir qu'un vaisseau lymphatique puisse se distendre au point de former de si grosses tumeurs? Ne se romprait-il pas

avant d'avoir acquis un tel diamètre? Mais quand
bien même il pourrait parvenir à ce degré d'extension sans se rompre, ses parois seraient du
moins amincies. Or c'est tout le contraire de ce
qu'on a observé et de ce que j'ai vu plusieurs fois,
et notamment dans l'épiploon dont j'ai parlé ci-
dessus, il y avait des hydatides dont les parois
étaient épaisses de plus de six lignes. J'ai fait macérer dans de l'eau tiède plusieurs de ces hydatides;
et je suis parvenu à les diviser en plus de vingt
tuniques ou feuillets membraneux; bien plus, j'ai
introduit de l'air dans les parois de l'hydatide qui
avaient été ramollies par l'eau, et je les ai réduites
en tissu cellulaire.

C'est donc le tissu cellulaire qui forme les parois
des hydatides; l'eau ou tout autre liquide épanché
dans quelque cellule du tissu cellulaire en écarte
les parois; celles-ci s'appliquent sur les cellules voisines; et plus la première cellule se dilate, plus il y a
de cellules qui s'effacent, leurs parois s'appliquent
sur la cellule qui s'agrandit; et plus celle-ci est ample, plus ses parois sont épaisses.

Mais ce qui prouve encore que les parois des
hydatides sont formées par du tissu cellulaire,
c'est qu'on y trouve quelquefois de la graisse qui
a son siége dans le tissu cellulaire; on voit aussi
quelquefois des vaisseaux sanguins qui flottent

dans l'intérieur de l'hydatide , comme Tyson l'a observé et comme nous l'avons vu dans l'épiploon que nous avons décrit. En fixant le siége des hyda‑ tides dans le tissu cellulaire , on peut expliquer pourquoi certaines hydatides sont divisées en plu‑ sieurs cellules.

Suivant M. Morgagni, *(Epist. xxxvii , art.* 36) les hydatides de l'épiploon se déchirent or‑ dinairement, tant leurs parois sont minces, ce qui donne lieu à l'*ascite ;* cela peut être en divers cas, mais cela n'avait pas lieu dans l'épiploon dont nous venons de parler, puisque bien loin d'être fragiles et minces, les parois de quelques hydatides avaient cinq à six lignes d'épaisseur.

DEUXIÈME OBSERVATION.

En 1764, on porta dans mon amphithéâtre, à Montpellier, un cadavre d'homme âgé d'environ quarante‑cinq ans, et mort d'une pleurésie ; il avait au bas‑ventre une tumeur placée au‑dessous et à gauche de l'ombilic, laquelle paraissait au tact de la grosseur d'un œuf de poule, et très‑proche des muscles du bas‑ventre.

Cette tumeur était si mobile, qu'elle passait de droite à gauche avec la plus grande facilité; quand on la comprimait latéralement, elle était assez dure au tact, mais incomparablement moins que plusieurs autres que j'ai touchées depuis ; elle paraissait inégale. J'enlevai les muscles du bas-ventre avec précaution, et je vis que la tumeur avait son siége dans le bord inférieur et flottant de l'épiploon, environ à quatre travers de doigt de l'estomac ; elle n'avait contracté aucune adhérence avec les parties voisines ; son poids était d'une livre : on voyait plusieurs vaisseaux variqueux qui la traversaient en divers sens, et la matière qu'elle contenait avait l'aspect d'une vraie gelée.

TROISIÈME OBSERVATION.

Au commencement de cet hiver, (1771) j'ai été appelé pour une femme, âgée de plus de quatre-vingts ans, logée dans la rue de la Harpe, vis-à-vis le collége d'Harcourt ; elle portait une tumeur très-grosse au bas-ventre : cette tumeur avait joui pendant long-temps d'une si grande mobilité, qu'elle passait facilement de droit à gauche, dans les divers mouvemens que faisait la malade et lorsqu'elle s'inclinait à droite.

La malade attribuait l'origine de cette tumeur à une diarrhée supprimée ; dix ans s'étaient écoulés sans aucun symptôme notable : elle ressentait seulement des cardialgies quand elle avait resté quelque temps sans prendre d'alimens; mais un jour les cardialgies augmentèrent, les vomissemens survinrent : ils n'avaient d'abord lieu que de deux ou de trois en trois jours; mais ils se rapprochèrent à un tel point, que la malade vomissait dix ou douze fois par jour : à peine avait-elle avalé une bouchée d'alimens, qu'elle commençait à la vomir.

Cependant la tumeur devint lancinante; elle perdit sa mobilité, et parut plus superficielle et plus grosse : la fièvre lente survint; les extrémités inférieures s'enflèrent, et la malade mourut.

On remarquera dans les deux observations précédentes l'extrême mobilité dont jouissaient les deux tumeurs de l'épiploon; ce signe, joint à l'histoire des symptômes qu'éprouva la malade, peut servir à faire découvrir le siége de l'obstruction dans la tumeur ; mais il ne faut pas oublier que lorsque ces tumeurs prennent un mauvais caractère, elles contractent des adhérences avec les parties voisines.

J'ouvris le corps de cette femme, et je trouvai l'épiploon prodigieusement tuméfié dans toute sa substance, mais principalement au côté gauche où il formait la tumeur; elle était collée au péritoine, et celui-ci, qui s'était beaucoup épaissi, adhérait aux aponévroses des muscles du bas-ven-

tre : la tumeur avait aussi contracté des adhérences avec les intestins grêles, plus cependant
avec l'intestin *jejunum* qu'avec l'*ileum*, dont
elle rétrécissait singulièrement le canal.

La substance de l'épiploon, dans les lieux où il
n'était point enflammé ni adhérent, était plutôt
gélatineuse que graisseuse ; car elle se fondait exposée à la plus douce chaleur, et elle ne s'enflammait pas comme la graisse ; elle ne s'épaississait
pas non plus jetée dans l'eau bouillante, comme
fait la lymphe.

La substance de la tumeur était différente de
celle du reste de l'épiploon ; elle était plus compacte et plus ferme ; des vaisseaux sanguins très-
gros la traversaient en divers sens, et des veines
variqueuses la recouvraient ; exposée au feu, elle
s'y durcit et ne s'enflamma point.

QUATRIÈME OBSERVATION.

En ouvrant le corps d'une femme qu'on avait
porté à mon amphithéâtre, je trouvai l'épiploon
d'un volume extraordinaire ; il était beaucoup plus
pesant qu'on ne le voit communément, mais moins
qu'on aurait pu le croire, si on en eût jugé d'après
son volume.

Je fis bouillir un morceau de la tumeur dans

l'eau, et je la vis se dissoudre, excepté quelques membranes qui surnagèrent et que j'enlevai : je laissai refroidir le reste, et je ne vis rien ou très-peu de chose se précipiter ni surnager.

Cette expérience, toute simple qu'elle est, me donne lieu de penser que la portion de l'épiploon que j'avais examinée était gélatineuse ; si elle eût été lymphatique, la lymphe se serait précipitée lorsque l'eau se serait refroidie ; et si elle eût été graisseuse, j'eusse apperçu la graisse nager sur l'eau.

Pour mieux m'en convaincre, je pris une autre portion du même épiploon, et je l'exposai au feu sur une assiette ; elle se fondit à un très-petit degré de chaleur, bien loin de se durcir comme eût fait la lymphe.

Une autre partie de la tumeur épiploïque, plongée dans l'esprit-de-vin, parut s'y durcir, ce qu'elle n'eût pas fait si elle eût été graisseuse ; il me paraît donc que la tumeur de l'épiploon que j'avais soumise à ces épreuves était gélatineuse.

CINQUIÈME OBSERVATION.

Une femme fit une chûte sur le ventre ; elle ne s'en plaignit pas d'abord : quinze jours après, elle sentit une tumeur vers l'ombilic ; elle la négligea, la tumeur s'accrut, et un mois après l'accident elle était telle qu'elle paraissait au tact aussi grosse qu'une pomme de reinette, quoique la malade fût assez grasse. Les vomissemens étaient fréquens, et la malade se plaignait de douleurs et de tiraillemens inouis vers l'estomac ; je jugeai que la tumeur avait son siége dans l'épiploon, et je prescrivis divers remèdes : cependant la tumeur s'accrut dans très-peu de temps, le bas-ventre devint douloureux, les jambes de la malade s'enflèrent, tout le corps s'œdématia, et la malade périt.

J'ouvris le cadavre, et je trouvai l'épiploon plus volumineux qu'il n'a coutume d'être ; on trouva vers le milieu de ce viscère, plus près cependant du bord inférieur que du bord supérieur, une tumeur aussi grosse que le poing, dont il transudait une humeur roussâtre et très-fétide ; le bas-ventre contenait beaucoup de cette humeur, et la tumeur, qu'on coupa par le milieu, en parut pleine ; à côté de cette tumeur on en découvrit deux autres moins grosses, mais plus dures ; je les détachai, et les ayant voulu partager par le milieu avec le scalpel, je trouvai au centre de l'une d'elles une concrétion extrêmement dure.

La première obstruction exposée au feu s'y durcit comme du plâtre ; je divisai l'autre tumeur en plusieurs parties, j'en mis une dans de l'esprit-de-vin, et elle s'y durcit considérablement; une autre partie fut encore endurcie par le même moyen.

Je fis bouillir pendant quelque temps une partie de cette même tumeur dans de l'eau; elle s'y fondit tout entière, si l'on en excepte quelques membranes cellulaires propres à l'épiploon; dès que l'eau fut refroidie, la substance dissoute se précipita au fond du vaisseau.

Ces expériences ne prouveraient-elles pas que la tumeur épiploïque dont je viens de parler n'était ni séreuse, ni gélatineuse, ni graisseuse, mais lymphatique? et c'est peut-être parce qu'elle était de cette nature qu'elle a fait des progrès si rapides: la lymphe épanchée hors de ses couloirs s'épaissit d'abord; durcie, elle forme le squirre; et l'on connaît les fâcheuses terminaisons de cette tumeur.

La difficulté de guérir les obstructions de l'épiploon est démontrée par les observations précédentes; formées par des matières différentes, il faut les attaquer par des remèdes différens; le dissolvant d'une espèce n'agit pas sur l'autre, ou, qui pis est, coagule, au lieu d'atténuer.

Des Tumeurs adipeuses de l'épiploon.

S'il est prouvé que la graisse circule avec le sang dans nos vaisseaux, il est aussi constant qu'elle se dépose dans certaines parties en plus grande quantité que dans d'autres; celles qui jouissent de beaucoup de sensibilité sont dépourvues de graisse, et celles dont la sensation est émoussée en sont surchargées. L'âge apporte aussi quelques changemens dans la distribution de la graisse : les enfans, comme M. Hunauld l'a observé, en ont beaucoup plus à l'extérieur et dans leurs extrémités, que dans l'intérieur de leur corps, et principalement dans l'épiploon; ce qui est le contraire dans les adultes, chez lesquels ce viscère se charge de graisse en proportion beaucoup plus grande que les autres parties; cela arrive sur-tout vers l'âge de trente-trois ou trente-huit ans. Un épiploon est dans son état ordinaire quand, dans un sujet de trente ans, il pèse depuis demi-livre jusqu'à une livre; s'il pèse moins il est maigre : au-dessous de cet âge, l'épiploon pèse ordinairement beaucoup moins, et on le trouve, dans les sujets de trente-trois à quarante ans, d'un poids un peu plus considérable. Mais, par état de maladie, la graisse peut s'accumuler à un tel point dans l'épiploon, que Bonnet et Boërhaave l'ont trouvé du poids de trente livres[1]; et l'on conçoit bien qu'alors ce viscère tiraille le fond de l'estomac auquel il est

---

[1] *Prælect. acad.* tom. III.

attaché; que celui-ci ne peut se relever, et que les alimens trouvent plus de facilité à revenir par l'œsophage, qu'à passer par le pylore, ce qui donne lieu à des vomissemens qui peuvent devenir mortels.

PREMIÈRE OBSERVATION.

Une femme très-maigre avait au ventre une tumeur qui faisait principalement saillie vers l'ombilic; des vomissemens survinrent, et ils furent si opiniâtres, que cette femme en périt. A l'ouverture du corps, je trouvai un amas prodigieux de graisse dans l'épiploon et autour du pylore.

L'amas de graisse dans l'épiploon peut produire d'autres symptômes : on voit par deux observations, l'une rapportée par Bonnet et l'autre par Rhodius, qu'il a été trouvé tel dans deux sujets asthmatiques; et par une autre observation détaillée par M. Lieutaud, il est prouvé qu'un asthmatique périt principalement d'ischurie, par la compression que l'épiploon faisait sur les voies urinaires; et l'on sait qu'Hippocrate comptait parmi les causes de la stérilité la compression que l'épiploon pouvait faire sur l'utérus.

DEUXIÈME OBSERVATION.

Il y a deux ans qu'on porta dans mon amphithéâtre le cadavre d'un homme âgé d'environ trente-six à quarante ans , dont l'extérieur du corps paraissait assez maigre , mais dont l'épiploon fut trouvé si chargé de graisse , qu'il remplissait presque toute la cavité du bas - ventre , soulevait considérablement les muscles de cette capacité, et faisait une plus grande saillie du côté gauche que du côté droit; j'eus la curiosité de le faire peser , et je le trouvai du poids de vingt-deux livres; j'examinai ensuite sa structure, et je vis que la grande cavité de ce viscère était tellement rétrécie , qu'à peine on pouvait la distinguer; ses parois s'étaient tellement épaissies, qu'elles avaient plus de trois travers de doigt d'épaisseur, sur-tout suivant le trajet des vaisseaux, où elles étaient plus épaisses qu'ailleurs.

L'épiploon n'avait contracté aucune adhérence contre nature, et il n'y avait dans sa texture aucune collection humorale ni aucun noyau *stéatomateux*.

TROISIÈME OBSERVATION.

Un enfant de douze ans, qui avait le ventre très-dur et fort gros , vomissoit fréquemment les alimens qu'il avait mangés; il fut confié à mes soins, et j'observai, 1.º que la tumeur était plus apparente du côté gauche que du côté droit;

2.º que ce jeune malade vomissait plus facilement les alimens qu'il prenait pendant le jour que ceux qu'il prenait le soir. Je crus d'abord que ce vomissement n'était suspendu que par le sommeil; mais, après un mûr examen, je vis que c'était dans la position seule de son corps qu'il fallait en rechercher la cause. En effet, l'ayant tenu dans le lit plusieurs jours, il ne vomit pas, mais dès qu'il fut levé, il eut de fréquentes envies de vomir; je pensai alors que la tumeur du bas-ventre ne dépendait que de l'épiploon, et que celui-ci tiraillait l'estomac lorsque le sujet était debout, ce qui n'arrivait pas lorsqu'il était couché horizontalement. Dans cette persuasion, je fis faire une large ceinture à l'enfant, pour pouvoir soutenir son ventre et en le comprimant légèrement de bas en haut; ce qui réussit assez bien, le vomissement fut suspendu: mais l'enfant s'étant dégoûté de toute espèce de remède, le ventre augmenta en grosseur, les vomissemens revinrent, l'écoulement de l'urine fut gêné, et la respiration devint si difficile, que cet enfant mourut de suffocation.

A l'ouverture du corps qui fut faite en ma présence par M. Leduc, mon prévôt, je vis l'épiploon si gros qu'il remplissait la capacité du ventre; il adhérait en bas au fond de la vessie; le diaphragme était refoulé dans la poitrine par le foie et la rate ; l'estomac était enflammé et les poumons tuberculeux.

Je pourrais étayer ces deux observations, qui me sont propres, de plusieurs autres que les auteurs rapportent : on peut consulter là-dessus les ouvrages de M.rs Morgagni et Lieutaud, qui laissent peu à desirer sur cette matière.

De l'hydropisie de l'épiploon.

Il est rare que cette hydropisie soit simple, elle est ordinairement compliquée avec l'ascite ; cependant des observations fidelles prouvent qu'il se ramasse quelquefois de l'eau dans les cavités de l'épiploon, ou entre les lames de ce viscère, sans qu'il y ait d'autre épanchement dans le bas-ventre ; mais comme il arrive que l'eau épanchée dans la cavité du bas-ventre reflue dans celle de l'épiploon, il survient aussi que l'eau contenue dans ce viscère tombe dans le bas-ventre : voilà pourquoi il est ordinaire de trouver l'hydropisie de l'épiploon compliquée avec celle du bas-ventre.

Une femme logée dans la rue de la Huchette, au coin de celle de Zacharie, se plaignit, il y a environ quatre ans, d'une tumeur vers la région hypogastrique ; d'abord elle paraissait petite, mais elle s'accrut dans peu ; des cardialgies et des vomissemens survinrent : jusqu'ici les extrémités n'étaient point enflées ; la partie inférieure du bas-ventre ne l'était pas non plus, ou du moins l'était fort peu ; la tumeur était mobile , et la malade se trouvait mieux couchée que debout ; il vint même un temps où elle ne pouvait s'y tenir après avoir mangé, parce qu'elle vomissait et respirait très-difficilement : les purgatifs et les diurétiques furent mis en usage sans succès. M. de Larrey, qui suivait alors mes leçons d'anatomie, me fit appeler pour voir la malade ; je lui tâtai la tumeur, que je trouvai mobile ; mais, à ce qu'on m'a dit, beaucoup moins qu'elle ne l'avait été : elle était médiocrement dure, la malade prétendait qu'elle avait été plus molle ; j'observai que lorsque cette femme s'inclinait vers le côté droit, la tumeur s'y portait un peu, mais qu'elle se rejetait vite du côté gauche lorsque la malade se renversait de ce côté. Lorsque cette malade était couchée horizontale-ment, on faisait facilement courir la tumeur de droite à gauche ; ces signes, la situation et les symptômes de la tumeur me firent penser qu'elle avait son siége dans l'épiploon ; mais je n'osai décider qu'il y eût de l'eau dans la cavité de ce viscère. Cependant les symptômes devinrent plus urgens ; la malade se plaignit d'une soif brûlante, elle céda à l'usage des boissons nitrées ; la langue

se chargea d'une humeur un peu visqueuse. L'é-
métique fut administré en mon absence, la malade fit beaucoup d'efforts et vomit peu ; le soir
elle se félicitait cependant de ses bons effets : la
tumeur du bas-ventre avait diminué, la respiration était plus libre. Deux jours s'écoulèrent ,
alors les pieds s'enflèrent, le visage se bouffit, la
région hypogastrique se tuméfia, et, dans moins
de six jours, la malade fut atteinte d'une ascite
avec fluctuation manifeste; elle fit de si rapides
progrès, que son ventre devint énorme : la ponction fut faite, elle fournit beaucoup d'eau sanguinolente, et la malade mourut le surlendemain.

Les particularités que j'avais observées dans
cette maladie me déterminèrent à faire l'ouverture du sujet qui venait d'en être la triste victime ;
je trouvai, comme cela arrive ordinairement,
beaucoup d'eau épanchée dans la cavité du bas-
ventre ; le foie, la rate et les autres parties du bas-
ventre me parurent dans l'état naturel, mais l'é-
piploon était si gros et si épaissi, qu'il pesait plusieurs livres ; les parois de la cavité étaient unies,
polies et presque cartilagineuses, nullement adhérentes entr'elles ; mais la paroi antérieure était
percée par un orifice arrondi inégalement, et
dont les bords étaient extraordinairement relevés;
il y avait encore dans le fond de la grande ca-

vité épiploïque beaucoup de sérosités sanguinolentes, etc. les viscères de la poitrine et le cerveau
parurent en assez bon état.

Remarques sur cette observation.

La tumeur dont la malade s'est plaint d'abord
était petite et molle, parce qu'il n'y avait pas encore beaucoup d'eau épanchée dans la cavité de
l'épiploon ; mais lorsque la quantité de liquide a
augmenté, la fluctuation est devenue plus équivoque, soit parce que les parois de la cavité de
l'épiploon ont été plus distendues, soit parce
qu'elles se sont épaissies par l'irritation qu'elles
ont éprouvée. Dans les corps des animaux, les
fluides se portent vers le point d'irritation, et de
là résultent et l'inflammation et l'épaississement
de la partie, sur-tout si elle est membraneuse.

Cependant, à proportion que le liquide se ramassait dans l'épiploon, l'estomac était plus tiraillé, et de là des vomissemens qui devaient être
moins violens lorsque la malade était couchée :
elle eût peut-être vécu plus long-temps avec l'hydropisie ; mais l'émétique qui fut administré ayant
excité de fortes contractions des muscles et de
l'estomac, l'épiploon s'est rompu, l'eau s'est épanchée dans la cavité du bas-ventre : alors la malade

crut être dans un meilleur état; mais le liquide s'étant ramassé dans la cavité même du bas-ventre, y a produit une irritation sur les intestins, la soif en a peut-être été la suite, et l'enflure des extrémités inférieures a été produite tant par la compression que le liquide, épanché dans la cavité du bas-ventre, a fait sur les voies iliaques, que par l'infiltration qui s'en est faite par le tissu cellulaire.

Cet exemple prouve, à ce que je crois, 1.º qu'il y a des hydropisies particulières de l'épiploon; 2.º que ces hydropisies peuvent, par la rupture des parois qui renferment l'eau, dégénérer en vraies ascites : l'observation suivante ne prouverait-elle pas qu'il y a des ascites qui donnent lieu à l'hydropisie de l'épiploon? Un homme dont parle M. Stork avait une ascite et une anasarque bien caractérisées; elles cédèrent à l'usage du vin scillitique, la cure paraissait complète, lorsque le malade se plaignit d'une certaine dureté dans le bas-ventre; elle était immobile et vers l'estomac : l'hydropisie survint de nouveau; après quelques semaines, il survint une strangurie, le bas-ventre s'enfla alors prodigieusement : on eut recours à la ponction, et l'on évacua quatre-vingts pintes d'une eau trouble et épaisse. Cependant la tumeur qu'on avait déjà sentie dans la région épigastrique s'était de beaucoup accrue ; un mois de temps s'écoula, on revint de nouveau à la ponction, et l'on évacua une quantité d'eau à-peu-près pareille à celle qui en avait déjà sorti par la première opération : sept fois on fut obligé d'y recourir ; mais le bas-ventre s'étant enflé encore plus qu'il n'avait fait dans les intervalles des autres ponctions, il survint des frissons, la fièvre et des sueurs nocturnes ; la huitième ponction fut faite, et elle fournit cent livres d'une eau trouble : le malade périt bientôt après dans l'épuisement.

A l'ouverture du corps on trouva l'épiploon distendu jusqu'au bassin ; il était creux comme un sac, et les parois étaient fort épaisses ; l'antérieure était adhérente au pubis, et la postérieure aux intestins ; il y avait de l'eau dans la cavité de ce viscère, et une tumeur stéatomateuse.

Cette observation doit nous apprendre que si, après la ponction du bas-ventre dans une ascite, il subsistait une tumeur plus ou moins molle vers la région ombilicale, il faudrait la réitérer sur l'élévation même, sans cela on laisserait un foyer d'eau ; bien plus, il pourrait arriver que l'épiploon, n'étant plus soutenu par l'eau épanchée dans le bas-ventre, fût déchiré par celle qu'il renfermerait. On trouva dans un cadavre qui fut porté dans mon amphithéâtre, et qui avait une ascite, beaucoup d'eau dans le bas-ventre : elle s'écoula à la première incision ; mais on s'apperçut que l'épiploon, qui était rempli d'eau, ne la laissa échapper que lorsque celle du bas-ventre fut vidée : or, par l'examen de l'épiploon, je vis que la paroi extérieure était déchirée ; l'eau qui s'est ramassée dans le bas-ventre pouvait-elle pénétrer l'épiploon par le trou ovale dont M. Winslow nous a donné une si bonne description, mais dont Galien avait eu connaissance ? et si l'épiploon était percé, comme Heister le dit, de divers trous, l'eau pourrait-elle s'y amasser et s'y conserver ? Non sans doute, et l'air encore moins ; je l'ai cependant trouvé si fort gonflé, qu'il ressemblait à une véritable vessie.

On pourrait joindre aux observations que je viens de rapporter sur l'hydropisie de l'épiploon, celles qu'on trouve dans les actes d'Édimbourg et dans les ouvrages de M. de Haen.

Du gonflement de l'épiploon par de l'air.

Rien n'est moins douteux aujourd'hui que la formation ou le développement de l'air dans toutes les parties du corps ; les anciens n'ont presque parlé que de l'emphysème qui survient aux plaies de la poitrine : on a décrit aussi la tympanite ou gonflement du bas-ventre par des vents; mais à peine a-t-on déterminé en quels endroits ils se ramassaient [1]. Nous ne nous occuperons ici que de ce qui concerne l'épiploon, et nous dirons qu'en divers cas les parois de la cavité épiploïque sont tellement écartées l'une de l'autre par de l'air, qu'elle est de beaucoup agrandie, que les muscles du bas-ventre en sont soulevés, et qu'il en résulte une tumeur vers la région épigastrique, qui ballotte et roule de droite à gauche suivant la situation du corps, et qui descend ou remonte selon que l'estomac est plus ou moins plein; les hommes mélancoliques et les femmes hystériques, qui sont si sujets à des vents, en ont souvent dans les cavités de l'épiploon.

PREMIÈRE OBSERVATION.

On porta dans mon amphithéâtre, en 1767, un cadavre dont les viscères du bas-ventre étaient fort sains, excepté l'épiploon qui parut enflammé, et dont la cavité était tellement pleine d'air, que l'épiploon ressemblait à une espèce de vessie; les

---

[1] Bartholin paraît le premier qui se soit apperçu que l'emphysème n'était pas toujours la suite des blessures de la poitrine. *Morgagni, quest. LIV, n.° 2.*

parois étaient plus épaisses qu'elles n'ont coutume d'être; le foie était fort gros, sur-tout le petit lobe d'Eustache : je fus d'abord frappé par cette collection d'air dans l'épiploon; mais je pensai ensuite qu'il pouvait être l'effet d'une putréfaction commençante; d'ailleurs je croyais que l'air avait pu successivement refluer dans le bas-ventre par le trou ovale de l'épiploon, malgré le gonflement du petit lobe du foie.

DEUXIÈME OBSERVATION.

Cependant deux ans après j'eus occasion d'être appelé pour tâter un abbé, d'un tempérament très-sec, mélancolique, lequel avait une tumeur au bas-ventre, qui se portait à droite lorsqu'il se couchait sur ce côté, et qui se portait du côté opposé s'il s'inclinait : cette tumeur remontait deux ou trois heures après que le malade avait pris des alimens ; elle n'occasionnait aucun tiraillement d'estomac, et elle paraissait au tact molle et élastique ; les jambes de ce malade n'étaient point enflées, et il n'éprouvait ni rots, ni hoquets, qui seraient vraisemblablement survenus si l'air avait été ramassé dans l'estomac : des bains, qui furent pris en quantité au 25.e degré du thermomètre de Réaumur, firent disparaître la tumeur et les symptômes de la mélancolie; le malade reprit ses forces et son embonpoint : il y a beaucoup d'apparence que l'air, chez les hypocondriaques, se ramasse dans les cavités épiploïques [1], comme il se raréfie dans les voies alimentaires et ailleurs.

Je pourrais étayer cette observation d'une autre qui y a beaucoup de rapport.

TROISIÈME OBSERVATION.

Un abbé, demeurant dans la rue du Cimetière Saint-André-des-Arts, (M. l'abbé Sydoux) croyait avoir de l'eau dans la poitrine, parce qu'il entendait, ainsi que les assistans, au moindre mouvement qu'il faisait, un bruit semblable à celui qu'on entend lorsqu'on secoue une bouteille à demi-pleine d'eau. Cet abbé était très-maigre et sans aucune enflure aux jambes; je lui ordonnai les rafraîchissemens, et je lui conseillai l'équitation; ce qui le détermina à faire un voyage d'assez long cours : cet abbé revint plus gras et n'avait plus ce bruit; ce qui prouve qu'il n'était occasionné que par des vents..... Il est mort trois ou quatre ans après d'une maladie très-différente.

---

[1] Fabricius prétendait que l'épiploon était le siége des vents des hypocondriaques d'Omento.

Remarques sur les observations précédentes.

On lit dans l'ouvrage de M. Morgagni, *de sedibus et causis morb.* (*Epist. LIV, art. 2*) qu'un jeune homme de vingt-deux ans, qui avait été blessé à l'aine par la corne d'une vache, eut un gonflement dans tout le corps, qu'on ne pouvait rapporter à l'œdème, qu'il survint une difficulté prodigieuse de respirer et d'avaler les alimens, laquelle n'était produite que par des vents. M. Morand vient de nous donner, dans ses opuscules, l'histoire d'une tumeur à la cuisse, qui ne contenait que de l'air ; mille autres faits prouvent que l'air se ramasse ou se développe quelquefois dans les cavités de notre corps ou dans les interstices des parties : ainsi il n'est pas étonnant qu'ils se soient accumulés dans la cavité de l'épiploon.

1.º L'air qui est épanché dans les cavités du corps, y séjourne pendant un long espace de temps sans y produire de fâcheux effets; mais il donne lieu à des symptômes déplorables lorsqu'il se ramasse dans les vaisseaux sanguins : ce point de doctrine est fondé sur les observations des médecins les plus certaines. On voit tous les jours des personnes atteintes d'un emphysème, d'une tympanite, vivre très-long-temps avec cette incommodité; on peut même dire que les collections aériennes ne deviennent mortelles que parce qu'elles donnent lieu à l'hydropisie : je puis sconfirmer ce fait par des expériences sur des animaux vivans. Avec un soufflet, j'ai fait remplir d'air le ventre d'un chien, et, par des précautions que j'avais prises, l'air a été maintenu dans cette cavité ; les muscles de celle-ci ont paru pendant quatre jours très-distendus ; mais, soit que l'air ait perdu son ressort, soit qu'il ait été absorbé ou qu'il se soit frayé une issue par l'ouverture même qu'on avait pratiquée pour l'introduire, le bas-ventre s'est affaissé et est revenu dans son état naturel, et les fonctions de l'animal n'ont point été troublées.

Cependant, s'il nous est permis de raisonner sur ce fait, nous dirons que l'affaissement du bas-ventre nous parut avoir été plutôt produit par la destruction de l'élasticité de l'air que par les deux autres causes : la petite plaie qu'on avait faite au bas-ventre pour y introduire le bout d'un tuyau, avait été fermée avec toutes les précautions possibles ; il y avait une emplâtre agglutinative soutenue par un bandage.

2.° L'absorption de l'air par les vaisseaux n'est pas démontrée ; que dis-je ! on sait que l'air ne pénètre pas les tuyaux capillaires, et qu'il suffit

même que quelque bulle s'y soit insinuée pour
qu'aucun liquide ne puisse les pénétrer.

5.º On sait au contraire que l'air perd de son
ressort lorsqu'il se mêle avec les vapeurs anima‑
les ; on en a un exemple frappant en faisant res‑
pirer à un animal le même air qu'on tenait ren‑
fermé dans une vessie ; elle devient flasque à pro‑
portion que l'animal respire : nous avons fait cette
expérience après Hoocke, et elle nous a réussi.
Voyez, vers la fin de cet ouvrage, l'extrait des ex‑
périences de physiologie que j'ai faites au collége
royal, en 1771, publié parM. Collomb.

Quoi qu'il en soit, l'air est long-temps accu‑
mulé dans les cavités pour donner lieu à des symp‑
tômes dangereux ; cependant il y a une distinction
à faire des cavités où l'air se ramasse ; dans la tête
il produit des symptômes si funestes, qu'on fait
périr un animal en lui soufflant dans le crâne ;
dans la poitrine, il peut être accumulé en plus
grande quantité et y séjourner plus long-temps ;
mais dans le bas-ventre il faudrait qu'il y fût ra‑
massé en une quantité prodigieuse pour éteindre
le principe de la vie.

Il n'en est pas de même de l'air qui pénètre les
vaisseaux sanguins ; la plus petite quantité qui s'y
introduit nuit à la circulation : un chat à qui on
a soufflé dans la veine jugulaire, est mort apo‑

plectique presque dans l'instant ; un chien dans lequel on a introduit de l'air par la veine crurale, a été atteint de battemens de cœur effroyables, et qui n'ont cessé qu'à la mort. J'ai fait toutes ces expériences plusieurs fois, et elles m'ont fourni des résultats analogues : je n'ignore pas qu'elles ont été faites par des physiologistes ; mais comme ils ne sont pas d'accord sur les effets qui s'ensuivent, j'ai cru devoir les réitérer : ces expériences ne sont pas de pure spéculation ; elles nous apprennent comment on peut périr d'apoplexie par de l'air qui se serait formé dans la tête, comme Hippocrate l'avait dit ; et comment, après des palpitations de cœur mortelles, on n'a trouvé que de l'air renfermé dans ses ventricules. [1]

Sur le racornissement de l'épiploon.

L'épiploon est naturellement étendu sur tous les intestins grêles dans les adultes ; il n'est même pas rare de le voir descendre beaucoup plus bas, tant chez ceux qui l'ont surchargé de graisse, que chez ceux qui ont quelque épiplocèle ; mais alors on peut dire que l'épiploon péche par trop d'extension : nous examinerons ici l'état contrai-

---

[1] *Henricus Graetzius, de hydrope pericardii.*

re, je veux dire celui où l'épiploon ne descend pas aussi bas qu'il convient.

Or, il arrive souvent alors que l'épiploon s'épaissit en raison de ce qu'il est froncé, et que, formant une tumeur plus ou moins considérable, il soulève les parties charnues du bas-ventre, et forme une tumeur qu'il est souvent aisé de reconnaître par le tact. On peut établir deux causes de cette rétraction; l'une est externe, et l'autre est interne; la première dépend fréquemment d'un obstacle quelconque qui empêche l'épiploon de s'étendre librement, ou qui le refoule vers la région épigastrique : cet effet arrive dans les hydropisies, dans les grossesses, et à la suite de quelques tumeurs qui ont leur siége dans la région hypogastrique.

Qu'on ouvre les livres de l'art, et qu'on consulte l'histoire des lésions observées dans le bas-ventre des hydropiques, et l'on verra qu'à la suite de cette maladie l'épiploon a été trouvé fréquemment racorni, repoussé vers l'estomac et vers l'hypocondre gauche sur-tout. On a peut-être porté dans mon amphithéâtre plus de trente cadavres qui sont morts d'ascite, et dans la plupart desquels j'ai trouvé l'épiploon considérablement épaissi et refoulé : or, si l'on joint ces faits à ceux qui ont été rapportés par Morgagni et Lieutaud, on conviendra qu'une telle altération dans l'épiploon est très-commune.

Il y a environ neuf ans que M. Fournier fit faire l'opération de la paracentèse à un malade de l'hôpital Saint-Éloi, de Montpellier; il coula beaucoup d'eau, et quelques jours après le bas-ventre du malade étant prodigieusement affaissé, je le tâtai avec quelques autres étudians, et je découvris une dureté considérable vers la partie latérale gauche et moyenne du bas-ventre; le sujet ne s'en plaignait point, et il sortit quelque temps après, guéri en apparence: j'ignore s'il l'aura été réellement.

Quelque temps après, ayant assisté à une opération de la paracentèse, je n'eus rien de plus à cœur, dès que l'eau fut évacuée, que de tâter le bas-ventre pour voir si je ne découvrirais point la tumeur que j'avais déjà observée; même fait: enfin, pour ne pas insister davantage, je puis assurer que, sur le plus grand nombre de ceux qui ont souffert cette opération, j'ai vu une tumeur vers la partie latérale gauche de l'ombilic, et je ne doute pas qu'en pareil cas les médecins ne fassent la même observation.

Cette tumeur n'occupe cependant pas toujours la même partie du bas-ventre, on l'a vue du côté opposé; mais ordinairement, comme elle dépend de l'épiploon qui s'est racorni, elle est plus ou moins mobile, à moins que, par une plus grande altération, la tumeur n'ait contracté des adhérences avec les parties voisines.

Un homme dont il est question dans les Éphémérides des curieux de la nature, fut atteint de la fièvre quarte vers l'âge de trente ans ; elle dégénéra en ascite : le malade en mourut. A l'ouverture du corps, on trouva l'épiploon extraordinairement retiré vers l'estomac.

Un porte-faix fait un effort, il se plaint d'une douleur aux lombes, la fièvre survient, son ventre se tuméfie, et bientôt il est reconnu hydropique. A l'ouverture du corps, M. Morgagni [1] trouva parmi plusieurs lésions l'épiploon qui était rapetissé et refoulé dans l'hypocondre gauche.

Je pourrais confirmer, par beaucoup d'autres observations, s'il était nécessaire, que l'épiploon se retire lorsqu'il y a de l'eau dans le bas-ventre, et que souvent il reste tel après l'évacuation des eaux ; heureusement cette espèce de tumeur n'est point dangereuse, et c'est ce dont il faut être instruit pour n'en pas porter un pronostic funeste, ou pour ne pas faire des remèdes inutiles, comme je l'ai vu faire.

---

[1] Morgagni, *de sed. et caus. morb. Ep. xxxiv*, art. 25.

C'est sous le même point de vue que nous regarderons ces tumeurs que les femmes, qui ont fait beaucoup d'enfants, portent ordinairement vers la région ombilicale. La matière, à proportion qu'elle se distend, soulève les intestins, et par conséquent l'épiploon; c'est ce que les accoucheurs et les anatomistes savent généralement; mais ils ignorent, ou au moins ils n'y font pas assez d'attention, que l'épiploon pressé pendant plusieurs mois se retire, se contracte et s'épaissit, au point que la matrice revenue sur elle-même, et les intestins descendus vers l'hypogastre, il reste une dureté ou une tumeur vers la région de l'ombilic, et quelquefois plus haut. Plusieurs femmes que j'ai vues portent cette tumeur sans accident; mais il en est d'autres qui éprouvent des tiraillemens d'estomac prodigieux et des coliques plus ou moins vives.

Le meilleur remède qu'on puisse employer alors, c'est de faire porter à la malade une ceinture qui lui serre médiocrement le bas-ventre.

Une femme, mère de plusieurs enfans, se plaignait depuis long-temps d'une pareille incommodité; elle avait consulté divers médecins; elle prenait, de leur avis, des stomachiques sous diverses formes et sans aucun succès. J'eus occasion de la voir, et ayant appris qu'elle éprouvait des

tiraillemens d'estomac depuis sa dernière couche, je tâtai alors son bas-ventre, et je sentis une
dureté considérable, qui s'étendait de l'ombilic
vers le rein gauche ; je ne doutai pas que ce ne
fût l'épiploon qui s'était retiré, et qui, n'étant pas
suffisamment soutenu par les intestins, tiraillait
l'estomac, et produisait les symptômes dont la
malade se plaignait. Je conseillai l'usage d'une
ceinture, et cela réussit sans autre remède.

Ces sortes de rétractions de l'épiploon sont si
communes, qu'on peut avancer qu'elles ont lieu
dans toutes les femmes qui ont fait des enfans,
et qu'elles ne diffèrent que du plus au moins :
qu'on ouvre les cadavres, et qu'on compare les
épiploons des femmes et des filles, et l'on verra
que ceux des premières sont d'autant moins dé-
veloppés, épanouis, distendus, qu'elles ont fait
plus d'enfans ; on pourrait encore ajouter, et
qu'elles se sont moins serré le ventre pendant la
grossesse ; car il y a des mères si malheureuses,
que, pour conserver une certaine régularité dans
la taille, elles ne craignent pas de porter, pendant
les derniers temps de la grossesse, les corps les
plus serrés ; la matrice ne peut alors se porter en
devant, comme elle devrait, le fond remonte
plus haut, comprime l'épiploon avec plus de
force, et le moindre des inconvéniens qu'il en

résulte, c'est que l'épiploon reste très-dur et tuméfié.

La cause de cette maladie n'est donc point équivoque, on peut même dire qu'elle est si évidente, qu'il est extraordinaire que les médecins ne l'aient pas connue, ayant été si souvent consultés pour des tumeurs au bas-ventre, qui sont survenues après l'accouchement. Nous ne comprenons cependant pas dans ce nombre Bauhin [1] ni Ruysch [2]; ces célèbres anatomistes ont trouvé, dans des cadavres de femmes, qui avaient fait plusieurs enfans, des tumeurs dans l'épiploon; mais ils n'ont pas cru qu'elles fussent aussi fréquentes qu'elles le sont en effet.

Les tumeurs du mésentère, des ovaires, peuvent donner lieu à la rétraction de l'épiploon de la même manière que la matrice le fait lorsqu'elle est trop distendue; et la vessie elle-même, violemment distendue par l'urine, a produit le même effet. [3]

---

[1] *Theat. anat.*

[2] *Centur. obs. anat. chirurg.* Cette observation est aussi rapportée dans l'histoire anatomique de M. Lieutaud, p. 55; et dans le livre III, epist. XLVIII, art. 46, *de Sed. et causis morb.* de M. Morgagni.

[3] Voyez-en des observations bien constatées dans l'ouvrage *de Sed. et caus. morb.* de Morgagni. Epist. IV, n.º 19.

Dans tous les cas dont nous venons de parler, l'épiploon n'a souffert que par la compression que les parties ont faite sur lui; mais il est des causes qui agissant sur lui, sans même agir sur les viscères voisins, le crispent, l'épaississent, le durcissent. On trouve quelquefois ce viscère si compacte et d'un tissu si resserré, qu'il est aussi dur que de la corne, si dur qu'on a de la peine à le couper avec le scalpel. (M. Cavalier, mon ancien prevôt, en trouva un dans mon amphithéâtre dont la solidité égalait celle d'un cuir à demi brûlé. Nous n'eûmes pas de détails sur la maladie qui avait précédé.) J'ai fait plusieurs observations semblables dans mon amphithéâtre; mais comme ces observations sont toujours incomplètes, l'histoire de la maladie étant le point le plus essentiel, je n'en parlerai pas davantage.

Telles sont les observations que j'ai cru devoir communiquer à l'Académie, sur les tumeurs et engorgemens de l'épiploon; ces maladies sont si communes, elles sont si obscures, le traitement en est si difficile, et leur terminaison si fâcheuse, qu'aucune matière n'est plus digne de notre attention : c'est d'après ces motifs que j'ai cru devoir m'en occuper et publier mon travail.

Je sens mieux qu'un autre combien il est éloigné de la perfection dont il est susceptible ; c'est aux médecins à y ajouter ce qui y manque, et à rectifier ce qu'il y a de défectueux : je me féliciterai s'il peut fixer assez leur attention, pour qu'ils s'en occupent à l'avantage de l'humanité.

OBSERVATIONS

Sur la situation des viscères du bas-ventre chez les enfans, et sur le déplacement qu'ils éprouvent dans un âge plus avancé.[1]

L A connaissance du lieu précis qu'occupe un viscère du bas-ventre suppose celle de cette capacité. Pour me faire entendre, je la diviserai en trois régions ; une supérieure, une moyenne, une inférieure. La supérieure est celle qui est bornée par le diaphragme et par les côtes ; la moyenne s'étend depuis les côtes jusqu'au bassin ; l'inférieure est formée par le bassin lui-même.

Ces trois régions ne forment qu'une seule cavité qui renferme tous les viscères du bas-ventre. La capacité de ces trois régions, que nous avons supposées, varie dans les divers âges de la vie, dans divers sujets, et par état de maladie. Dans les enfans qui viennent de naître, l'espace qu'il y

---

[1] Mémoires de l'Académie des Sciences, ann. 1771.

a du sternum au bassin est environ le tiers de la longueur de tout leur corps ; c'est un fait dont je me suis assuré par diverses mesures. Dans l'adulte, la longueur du bas-ventre n'est pas même la cinquième partie de celle du corps. Dans les enfans de trois pieds de haut, le bas-ventre avait presque un pied de longueur, tandis que, dans les adultes de cinq pieds de haut, je n'y trouvais qu'environ un pied.

Cet excès de capacité ne se trouve que dans la région moyenne du bas-ventre, qui est beaucoup plus longue dans les enfans que dans les adultes. Mais si les enfans ont la région moyenne du bas-ventre plus longue, ils l'ont encore plus grande en tous les sens; elle est plus large de devant en arrière, proportions gardées, car à cet âge la colonne vertébrale est presque droite, au lieu qu'elle se courbe considérablement dans la suite. Elle est plus large en travers ; parce que les fœtus ont les côtes plus renversées en dehors; c'est à quoi les anatomistes n'ont pas fait assez d'attention : ainsi il résulte que les enfans ont la région moyenne du bas-ventre beaucoup plus grande que les adultes; le contraire s'observe dans les deux autres régions. Les deux voûtes qu'on voit sous le diaphragme des enfans ne sont pas proportionnellement aussi profondes chez eux que

dans les adultes. On peut dire que les hypocondres ne sont presque point creusés dans les enfans.

Le bassin est incomparablement plus petit dans
les fœtus que dans les adultes ; l'os sacrum est
alors très-incliné vers les os pubis par sa partie
inférieure ; la branche horizontale du pubis est
très-courte et aplatie , et les tubérosités de l'os
ischium sont elles-mêmes renversées en arrière.

Tout concourt donc à rétrécir la cavité des hypocondres et du bassin ; aussi, dans les enfans du
premier âge, tous les viscères du bas-ventre sont-
ils contenus dans la région moyenne jusqu'à ce
que, les hypocondres et la région du bassin venant
à s'agrandir, une partie des viscères s'y insinue ;
mais avant que de traiter de ce changement de
situation des viscères, donnons une idée de leur
situation générale dans les enfans.

L'estomac des enfans, bien loin d'être situé
transversalement , comme celui de l'adulte, est
presque dans une direction perpendiculaire, et
c'est à M. de Lassone que nous devons cette remarque. Il se prolonge de la région vulgairement
appelée *épigastrique* , jusqu'à l'ombilic, et il
est un peu incliné à gauche en haut , et à droite
en bas. La convexité de ce viscère, ou la grande
courbure, est tournée à gauche ; et la concavité,
ou la petite courbure, est tournée à droite.

Le grand épiploon qui est attaché à la grande courbure de l'estomac, se trouve nécessairement plus à gauche qu'à droite ; c'est ce qui a induit en erreur plusieurs médecins : ils ont pris des obstructions de ce viscère pour des embarras dans le colon qu'on a trouvé très-libre à l'ouverture du cadavre de quelques jeunes sujets. Le foie, dont le volume est incomparablement plus gros dans le fœtus que dans l'adulte, proportions gardées avec les autres parties, est placé, dans les enfans, presque tout entier dans la région moyenne du bas-ventre ; on sent aussi par le tact que son bord antérieur est beaucoup plus près de la ligne blanche qu'il ne l'est dans l'adulte ; la forme et la figure de ce viscère sont très-différentes à cet âge de celles qu'il a dans la suite.

A cet âge, l'intestin duodenum est presque entièrement placé derrière l'estomac ; les contours sont beaucoup plus marqués, et le paquet intestinal est plus relevé dans les enfans que dans les gens d'un certain âge. La rate dans les enfans se distingue par le tact au-dessous des fausses côtes, ce qu'on ne peut faire dans l'adulte, à moins que son volume ne soit contre nature : on en voit facilement les raisons par ce qui a été dit. Dans les enfans, une grande partie de ce viscère est placée dans la région moyenne du bas-ventre, au lieu que dans les adultes elle est logée dans l'hypocondre gauche.

Dans les jeunes sujets, la vessie est entièrement placée hors du bassin, elle se prolonge jusqu'à très-peu de distance de l'ombilic; sa capacité est très-grande, et elle se termine supérieurement par une espèce de pointe à laquelle l'ouraque est implanté. La vessie pleine d'urine fait une saillie très-apparente vers la partie moyenne et inférieure du bas-ventre. Cette position de la vessie au-dessus des os pubis mérite la plus grande considération; car s'il s'agissait de tailler un enfant calculeux, il faudrait préférer l'opération au haut appareil, à toutes les autres méthodes qu'on pratique au périnée. Mais rien n'est plus mal vu que cette pratique; une des principales conditions dans l'opération de la taille, est d'arriver à la vessie par le chemin le plus court et sans danger, ce qu'on ferait en pratiquant le haut appareil dans les enfans, et non le petit appareil, puisque la vessie est chez eux très-éloignée du périnée. La matrice des jeunes filles et ses deux ovaires sont considérablement élevés au-dessus des os pubis, et s'ils sont engorgés, ce qui est très-rare à cet âge, on le sent avec facilité par le tact. Mais tout change avec l'âge, les côtes s'abaissent et le diaphragme se voûte, les hypocondres se creusent ; alors le foie remonte, et à quinze ans il est presque tout caché sous les côtes lorsque le sujet est couché.

Je me suis encore convaincu, par l'examen de nombre de sujets, que le lobe horizontal était beaucoup plus gros, proportions gardées, dans les enfans que dans les adultes ; que le changement de position du foie et le décroissement du lobe horizontal de ce viscère donnent lieu à un changement manifeste de l'estomac ; de perpendiculaire qu'il était il devient transversal : alors l'épiploon, abandonnant la partie latérale gauche, se porte vers le milieu du bas-ventre, à proportion que l'estomac auquel il est attaché change de place.

On sent facilement, dans la région épigastrique des adultes, l'extrémité du lobe horizontal du foie, mais moins que dans les enfans ; elle est placée sur l'extrémité inférieure de l'œsophage, et lorsqu'elle devient trop grosse, elle comprime le canal, et empêche les alimens d'entrer dans l'estomac ; c'est ce que nous avons vu deux fois dans des personnes qui sont mortes après avoir éprouvé des vomissemens énormes. Pendant que les hypocondres se creusent, le bassin s'agrandit en tout sens, les os pubis s'élèvent et s'alongent, l'os sacrum se déjette en arrière ; les tubérosités des os *ischium* se renversent en dehors et s'éloignent réciproquement de l'os *coccix* : ainsi le bassin augmente en profondeur, en travers et en largeur. Une augmentation si considérable de la capacité inférieure du bas-ventre donne lieu à un changement bien digne d'attention dans la situation des viscères ; ceux qui sont flottans de leur nature dans la capacité moyenne du bas-ventre se précipitent dans le bassin, la vessie qui s'étendait presque jusqu'à l'ombilic, tombe dans le bassin, et sa partie supérieure se porte en avant ; l'ouraque est tiraillé et ne s'implante plus, dans les adultes, à la partie supérieure de la vessie, comme dans l'enfant ; observation qui a été faite par M. Lieutaud, et qui est contraire à l'opinion de plusieurs anatomistes. L'étude de l'anatomie, dans les divers âges de la vie, offre un nouveau champ de découvertes, et il n'est pas douteux qu'en la cultivant, on ne parvienne à concilier les opinions des divers anatomistes, parce qu'ils ont regardé comme constant ce qu'ils n'ont vu que dans un seul âge de la vie. La même cause qui change la position de la vessie, change aussi celle de la matrice ; ce viscère, qui chez les enfans est placé au-dessus des os pubis, s'enfonce peu-à-peu dans le bassin, en sorte que dans la femme adulte, hors l'état de grossesse et dans l'état naturel, il y est entièrement plongé ; cependant la descente des intestins dans le bassin donne souvent lieu à une obliquité de la vessie et de la matrice ; cette obliquité presque naturelle de la vessie et de la matrice a été apperçue par Gunzius et Camper. J'ai depuis comparé les diverses observations que nous avons des hernies de la vessie, par les anneaux des muscles abdominaux, et j'ai vu que cette hernie a plus souvent lieu à droite qu'à gauche. L'inspection réitérée des cadavres m'a appris que l'ovaire gauche est fréquemment plus élevé que l'ovaire droit.

En effet, le fond de la matrice ne peut s'incliner dans la partie latérale droite du bassin, que l'ovaire qui lui est attaché du côté droit ne descende ; la position respective des ovaires change par deux raisons ; la première, parce que l'ovaire droit se précipite dans le bassin ; la seconde, parce que l'ovaire gauche se place un peu plus haut qu'il n'était avant le renversement de la matrice. J'ai ouvert cet hiver les corps de trois femmes, et j'ai trouvé en elles l'ovaire gauche presque de niveau avec la première pièce de l'os sacrum. Un autre changement de position qu'il ne faut pas ignorer lorsqu'on touche un bas-ventre, c'est que, dans quelques femmes, l'ovaire gauche est très-rapproché de la dernière vertèbre lombaire.

J'ai vu, avec deux médecins célèbres, une dame attaquée d'une tumeur squirreuse, placée à quatre travers de doigt au-dessous et un peu à gauche de l'ombilic, laquelle produisait des symptômes très-fâcheux : mon opinion fut que cette tumeur était squirreuse et adhérente au fond de la matrice, et qu'elle n'était point produite par les ovaires que je croyais placés plus à côté; cependant la dame étant morte, à l'ouverture du cadavre, nous vîmes la matrice renversée à droite et entièrement plongée dans le bassin; l'ovaire droit était par-dessous, tandis que le gauche, qui était d'un volume prodigieux et d'une dureté extraordinaire, était placé vers la dernière vertèbre lombaire, et au-dessus du bord gauche de la matrice, il formait la tumeur que nous avions sentie, et dont je n'avais pas connu le vrai siége.

MÉMOIRE

*Où l'on prouve la nécessité de recou-
rir à l'art, pour corriger et prévenir
les difformités de la taille qui surviennent dans un âge avancé, et où
l'on démontre le danger qu'il y a
d'employer l'art pour prévenir indistinctement ces mêmes difformités dans le bas âge.* [1]

Il est une beauté parmi les hommes, qui n'est
point de pure convention, et qui consiste dans la
juste proportion des membres du corps de chaque
individu. Cette régularité est d'autant plus pré-
cieuse, que sa perte entraîne ordinairement celle
de la santé. Chaque homme est doublement intéressé à conserver cette beauté que la nature lui
refuse rarement, mais que des accidens lui dérob-
bent trop souvent, et qu'il perd quelquefois par

---

[1] Mémoires de l'Académie des Sciences, ann. 1772.

la faute de ceux qui président à l'éducation de son enfance.

Je le ferai voir dans ce Mémoire, où je me suis moins attaché aux agrémens du langage, qu'à la solidité des observations. L'utilité doit être le premier objet des travaux et des études du médecin. On ne saurait disconvenir que la régularité de la taille ne soit un des principaux objets de cette proportion qui fait la beauté, et par conséquent la santé du corps, qui en est une suite naturelle. La force des membres ne dépend pas seulement de celle des muscles, elle dépend encore de la disposition des pièces osseuses qui la composent.

Dans le dérangement de l'épine, la ligne verticale du corps et le centre de gravité changent de place ; les muscles qui couvrent cette épine, ou qui y sont attachés, perdent leur direction naturelle pour en prendre une vicieuse : ils sont obligés de se contracter plus violemment pour produire le même effet, soit dans la marche, soit dans la station. Ainsi l'homme consume en pure perte une partie de ses forces, lors même qu'il manque de celles qui lui sont nécessaires pour remplir les fonctions les plus essentielles à la vie. La circulation du sang dans le cerveau est plus ou moins dérangée, par la compression que les vertèbres cervicales exercent sur les artères ou sur les veines du cou. Le cœur est plus ou moins resserré, et déplacé par les côtes; les poumons sont comprimés et par les os de la poitrine et par le diaphragme. Ainsi ceux qui ont l'épine dérangée souffrent plus ou moins de la respiration ; et le sang et les esprits qui en émanent, sont, pour ainsi dire, arrêtés dans leurs propres sources.

Jusqu'ici l'état des viscères du bas-ventre a peu fixé l'attention des médecins. Cependant cet objet était bien digne de leurs observations. Tantôt on trouve, chez les hommes qui ont l'épine dérangée, le foie écrasé par la colonne vertébrale qui s'est déjetée ; tantôt c'est la rate qui souffre une pareille compression par la déviation de l'épine , et plus souvent encore l'estomac, pressé de toutes parts, descend jusqu'à l'ombilic ou plus bas ; les intestins changent aussi souvent de place ; et de toutes ces compressions et déplacemens, il survient un grand nombre d'accidens , les uns plus fâcheux que les autres.

Que de jaunisses et de coliques les médecins n'ont-ils pas eu à traiter , et qui provenaient de cette seule cause? On lit dans les Éphémérides des curieux de la nature, qu'un bossu était obligé de rendre ses urines presque à chaque pas qu'il faisait , parce que les vertèbres de la portion lombaire de l'épine comprimaient l'un des reins, et en exprimaient la liqueur qu'il contenait.

Il est constaté par une observation du célèbre Marcus Aurelius Severinus , ancien professeur d'anatomie à Naples , qu'une dame bossue ressentait des douleurs très-vives sur une des cuisses, et qu'on ne l'a guérie qu'en soutenant son épine. Madame la comtesse de Roye [1], dont j'ai donné l'histoire à l'Académie , se plaignait de très-vives douleurs au bout du pied gauche , trois ou quatre heures après avoir mangé ; on appliqua différens topiques sur l'endroit douloureux , on prescrivit des remèdes intérieurs, mais sans succès. L'ouverture du cadavre a fait voir que ces douleurs étaient produites par la compression que l'intestin colon et les fausses côtes faisaient sur les nerfs lombaires.

Je ne finirais point si je faisais l'énumération de toutes les altérations qui sont la suite des dérangemens de l'épine ; je ferais voir, d'après M. Haller, que les vaisseaux se plient et replient de diverses manières ; que souvent le sang les dilate et les rompt ; je prouverais, d'après Morgagni, que les bossus sont plus sujets à quelques hernies que les autres personnes. J'établirais, d'après tous les accoucheurs, que certaines dispositions de l'épine

---

[1] Voyez l'histoire de cette maladie, p. 60, 61, etc.

rendent l'accouchement plus ou moins difficile,
ou même impossible. En un mot, il serait facile
de démontrer que les dérangemens de l'épine
troublent les fonctions de l'homme de diverses
manières, et que le moindre des inconvéniens,
quoique fort grand, est la gêne qu'il éprouve dans
sa marche.

Il faut observer que les accidens ne sont pas
également graves dans ceux qui sont devenus
bossus dans un âge tendre, que dans ceux qui le
sont devenus dans la suite ; plus les parties ont
leur tissu faible, lâche et flexible, mieux elles s'ac-
commodent aux diverses courbures de l'épine,
lorsqu'elle se dérange ; nous nous sommes confirmés par l'observation, que quelque contournée
que soit l'épine d'un enfant, ou d'un adulte, devenu bossu dans la jeunesse, l'aorte l'accompagne toujours, et se replie sur elle conformément
à ses contours. Si des cavités de la poitrine l'une
est plus petite que l'autre, le poumon les remplit toujours également, au moins dans le bas
âge ; ses lobes croissent à proportion de l'espace
libre qu'ils trouvent.

Les viscères du bas-ventre, qui n'ont point encore pris tout leur accroissement, s'insinuent dans
les vides et éludent la compression de l'épine ;
la matière nourricière se porte toujours où elle

trouve moins de résistance ; et si elle ne peut augmenter le volume des viscères d'un côté, elle l'augmente de l'autre ; mais alors leur figure change ; c'est ce que j'ai observé sur des enfans bossus , sur des personnes qui l'étaient devenues dans un âge un peu plus avancé , je veux dire avant quinze ou vingt ans : chez ces derniers on trouve toujours la figure des viscères différente de la figure naturelle ; mais elle est toujours telle , que ces viscères correspondent les uns aux autres , et qu'ils sont placés de manière à remplir tous les interstices.

Par cet arrangement , qui est pour ainsi dire devenu naturel par la suite de l'âge , les fonctions sont moins troublées ; mais dans les adultes et dans les vieillards qui deviennent bossus, lorsque les viscères ont pris leur dernier accroissement , les symptômes produits par la déformation de l'épine sont plus graves et plus dangereux ; les viscères ne se déplacent qu'en souffrant de rudes compressions; leurs ligamens sont distendus. Soit que les malades marchent , ou qu'ils se tiennent debout , ils sentent des tiraillemens dans l'épine, plus ou moins considérables selon leur situation.

Les pièces qui composent la colonne vertébrale ne répondent plus les unes aux autres , et fortement pressées par le poids des parties supérieures, elles tendent toujours à se déplacer, et elles ne sont maintenues dans leur position, que par les ligamens et par les muscles. Mais avant que d'expliquer le mécanisme des bosses qui surviennent dans un âge avancé, avant que d'indiquer les moyens qu'il faut employer pour en prévenir l'augmentation, ou pour rendre les bosses supportables, il est bon d'établir, en faveur de ceux qui pourraient en douter, qu'il est très-vrai qu'on peut devenir bossu dans un âge avancé.

OBSERVATION

Sur un dérangement considérable dans la taille, survenu dans un âge avancé.

En 1767, une dame de province, âgée de quarante-six à quarante-huit ans, vint à Paris pour des affaires particulières ; elle avait une fort belle taille, elle était d'une bonne constitution, et jusque-là elle avait fait usage de corps assez étroits : tout-à-coup elle se sent saisie d'une fièvre putride ; je la vis d'abord seul, ensuite avec M. Ferrein ; elle se releva de sa maladie, mais elle eut une convalescense fort longue ; je la perdis de vue ; six mois après j'appris qu'elle était restée bossue et tellement inclinée, que sa tête et sa poitrine penchaient du côté droit, et qu'elle

ne pouvait se soutenir qu'à la faveur d'une béquille ; sans ce secours, elle tombait toujours sur
le côté.

Je fus consulté de nouveau ; et, après avoir
examiné la malade, je vis qu'on pouvait facilement la redresser assez pour la remettre dans son
ancienne position ; mais que la difficulté était de
l'y maintenir, et de l'empêcher de retomber. En
conséquence, j'imaginai de lui faire mettre sous
l'aisselle droite une espèce de béquille cachée qui
eût son point d'appui sur les os des hanches du
même côté, et je pensai que, l'équilibre rétabli
dans la charpente osseuse, la malade pourrait
marcher, et qu'alors les muscles de l'épine n'étant
point tiraillés, je pourrais plus facilement parvenir à leur rendre le ton qu'ils avaient perdu.

Ce projet fut de difficile exécution. La machine que j'avais imaginée portait si fort sur les
hanches, qu'elle meurtrissait les chairs ; je m'oc-
cupai à rendre le point d'appui plus doux, et je
crus qu'il fallait étendre l'épine par degrés ; alors
je fis faire une machine d'acier, composée de
deux pièces terminées en croissant : le supérieur,
arrondi et garni d'un coussinet, portait sur l'aisselle, et l'inférieur fut adapté à une ceinture de
buffle très-souple ; une des extrémités de ce croissant inférieur était au-devant du corps, l'autre en

arrière, et les os des hanches au-dessous à deux travers de doigt du croissant inférieur, de sorte que les chairs ne pouvaient être meurtries. Chacun des deux croissans portait une tige et un cliquet adapté à celle-ci, pour éloigner plus ou moins ces mêmes croissans, de manière qu'on pût relever l'épaule et la tirer par degrés.

Cinq à six semaines suffirent pour la mettre dans toute son extension; la dame ne portait point cette machine lorsqu'elle était couchée ; on fit ensuite des frictions sur l'épine, tantôt sèches et tantôt avec des liqueurs spiritueuses, dans lesquelles on avait dissous du savon et un peu de camphre. La dame sortit; elle reprit son embonpoint, et dans peu elle put être contenue à la faveur d'un corps ordinaire, qu'elle reprit et qu'elle porta dans la suite. Toutes les fois qu'elle le quittait, elle se penchait vers le côté droit, de sorte que, pour se maintenir et pour marcher avec aisance, elle avait besoin de ce corps.

Autre observation du même genre.

Une femme âgée d'environ soixante ans, domestique d'un Anglais, étudiant en médecine, se courba extraordinairement dans l'espace de deux ou trois mois; les vertèbres lombaires se renversèrent de droite à gauche, celles du dos, de gauche à droite, et les vertèbres cervicales parurent presque dans leur situation ordinaire.

Cette femme marchait sans bâton ni béquille, et elle craignait toujours de s'affaisser sur elle-même; l'étudiant en médecine, qui suivait nos cours au collège royal, me demanda son avis sur ce cas; je conseillai l'usage du corps ordinaire pour maintenir l'épine plus ferme : on y recourut, et j'appris que par ce moyen cette femme put remplir les fonctions de son état.

J'eusse pu joindre beaucoup d'autres observations à celles-ci, si j'avais recueilli toutes celles qui m'ont été communiquées de vive voix par des médecins célèbres, ou par des personnes dignes de foi ; mais je me contenterai d'en rapporter quelques-unes que j'ai trouvées dans des ouvrages authentiques.

Qu'on ouvre le volume de l'Académie des Sciences, année 1758 ; on y trouvera et des exemples qui confirment ceux que nous venons de donner, et des préceptes généraux pour maintenir l'épine des vieillards. M. Leroy, l'un de nos respectables confrères, persuadé de l'importance de cette matière, d'après des observations particulières qu'il avait devers lui, m'a fort engagé à publier les miennes. Je le fais aujourd'hui avec d'autant plus de plaisir, que je crois, comme lui, le sujet utile et intéressant. M. Winslow, qui avait été frappé des difformités de la taille qui surviennent dans un âge avancé, disait qu'il fallait donner des corps aux adultes et aux vieillards, plutôt qu'aux enfans. Ce grand maître fondait son opinion sur sa propre expérience; elle lui avait appris que les adultes et les vieillards avaient tout d'un coup perdu leur belle taille, et étaient devenus bossus.

Je vais rapporter un fait analogue au sujet. Mme de Montmorenci est atteinte d'un catarre; bientôt sa taille se déforme. Elle consulte Ranchin, pour lors chancelier de l'université de Montpellier. Celui-ci conseille l'usage de quelques machines; mais leur application ne fut d'aucune utilité.

Marc-Aurèle Severin nous apprend, qu'un noble Napolitain, dont le corps était bien conformé, se plaignit d'une douleur vers l'un des os ischium, qui le gênait beaucoup dans la marche; on conseilla divers remèdes, et on accusa plusieurs causes de ce mal : cependant les convulsions surviennent; on saigne le malade du pied, mais sans succès. Sévérinus est appelé; il examine l'épine, et il la trouve renversée. Ce vice reconnu, il ne doute plus de la cause de la douleur, il croit la trouver dans le déplacement des vertèbres; c'est

pourquoi il conseille de travailler à les redresser.
Ce grand médecin ne nous apprend pas quels
furent les moyens qu'il fit mettre en usage , ni
quel en fut le résultat ; il en a cependant dit assez
pour nous prouver que l'épine la plus régulière
peut se déjeter et donner lieu à des maladies fâcheuses.

En effet , l'observation nous a appris que la
plupart de ceux qui ont les vertèbres lombaires
renversées à gauche , sentent des tiraillemens
dans l'aine , et quelquefois dans toute l'extrémité
inférieure droite , tandis qu'ils se plaignent d'une
certaine stupeur ou engourdissement dans l'aine
et dans l'extrémité inférieure gauche. Les vertèbres lombaires ne peuvent s'incliner , qu'elles n'é-
tendent le muscle psoas du côté opposé ; et si
cette extension est considérable , les nerfs eux-
mêmes sont distendus, parce qu'alors l'épine est
déviée. Il est vrai que ceux qui sont dans cette fâcheuse situation ont le soin de fléchir la cuisse
du côté opposé à celui où s'est fait le renversement des vertèbres lombaires ; alors les douleurs
sont moindres , parce que le muscle psoas et les
nerfs ne sont pas si tendus. Ceux qui sont ainsi
bossus retirent un autre avantage de cette flexion
de la cuisse ; ils raccourcissent un peu l'extrémité inférieure, et le bossu, s'inclinant sur elle ,

ramène vers l'axe du corps les vertèbres qui s'en étaient écartées.

Quant à l'engourdissement de la cuisse, du côté vers lequel les vertèbres lombaires se sont déjetées, il est la suite de la compression que les vertèbres elles-mêmes et les fausses côtes font sur les nerfs, et il est continu ou instantané, selon que les vertèbres lombaires sont plus ou moins inclinées.

Voici une autre observation rapportée par M. Morgagni ; elle prouve qu'on peut devenir bossu dans un âge très-avancé, et lors même qu'on s'y attend le moins. Un homme, cardeur de chanvre de profession, âgé de quarante-deux ans, et assez bien constitué, se plaint d'une élévation vers le cartilage xiphoïde ; il consulte plusieurs personnes qui lui conseillent divers topiques ; il en fait usage, mais sans succès. Deux ans après sa tumeur augmente, et si vite qu'en peu de jours elle fut deux fois plus grosse qu'auparavant : de nouveaux accidens surviennent, les urines sont tantôt supprimées, et tantôt elles coulent librement ; les convulsions gagnent les extrémités supérieures, tandis que les inférieures tombent dans l'engourdissement. Le malade meurt dans cet état ; on l'ouvre, et on se convainc que les deux tumeurs qui étaient survenues au tronc étaient

une suite du déplacement du sternum et des vertèbres.

Indépendamment des inflexions latérales de
l'épine, elle semble se tordre quelquefois, et cette
espèce de torsion est très-dangereuse ; alors le
cartilage xiphoïde et l'extrémité du sternum ne
répondent plus aux os pubis, mais se déjettent sur
le côté, et une épaule se porte plus en avant que
l'autre. Or, dans cette espèce de bosse, les parties molles souffrent des distensions cruelles, et le
sujet a la plus grande peine de se tenir debout,
parce que les vertèbres, si elles ne sont pas enki-
losées, ne trouvant pas un point d'appui suffisant
sur elles-mêmes, le prennent sur les ligamens et
sur les muscles : or, comme ceux-ci sont plus ou
moins flexibles, les sujets craignent toujours de
s'affaisser sur eux-mêmes, ou, comme je l'ai entendu dire, de se plier en deux.

Mais ce cas, il faut l'avouer, n'est point ordinaire ; les autres genres de bosse, qui se font sim-
plement sur les côtés dans un âge avancé, sont
plus communs, et les dérangemens de l'épine
de devant en arrière sont si fréquens dans les
vieilles personnes, qu'il n'est pas possible d'en
donner des exceptions : il est vrai que chez les
uns la taille se courbe beaucoup plus vite que
chez les autres.

Les médecins qui en ont recherché les raisons en ont proposé plusieurs bien différentes ; mais ils n'ont rien dit d'intéressant à ce sujet. Voici ce que l'on peut établir là-dessus. Deux causes concourent au déplacement de l'épine dans un âge avancé, c'est le racornissement des ligamens antérieurs des vertèbres et la faiblesse des muscles du dos ; par la suite du temps les ligamens de l'épine se dessèchent et se racornissent ; c'est un fait dont chacun pourra s'assurer, en jetant les yeux sur l'épine des sujets de divers âges : on verra que le grand ligament antérieur s'ossifie très-souvent, qu'il perd alors beaucourp de sa longueur, et qu'il ploie l'épine en avant.

Les petits ligamens qui sont par-dessus, et qui ne s'étendent que d'une vertèbre à l'autre, perdent aussi de leur longueur ; les vertèbres se rapprochent antérieurement ; ainsi les trois courbures de l'épine changent. Les vertèbres lombaires, qui naturellement forment, lorsque le sujet est debout, un cylindre convexe en avant, ne forment plus qu'une colonne droite, la concavité des vertèbres dorsales augmente, et les vertèbres cervicales sont encore déjetées en avant ; c'est ce que j'ai observé, je puis le dire, sur beaucoup de vieillards.

Je savais depuis long-temps que les membranes

s'épaississent, qu'elles se retirent sur elles-mêmes avec l'âge, et que les viscères membraneux, tels que l'estomac et la vessie, sur-tout étaient moins amples chez les vieillards que dans les adultes ; je savais que, par la suite des années, les ligamens capsulaires des articulations perdaient de leur souplesse et se racornissaient ; et c'est d'après la connaissance de ces faits avérés des grands anatomistes que je crus devoir interroger la nature, pour m'assurer si la cause du renversement de l'épine dans les vieillards ne dépendait pas du racornissement des ligamens antérieurs de l'épine, beaucoup plus forts et plus nombreux que les postérieurs ; l'analogie me le faisait conjecturer, l'observation m'en convainquit.

Or, comme il y a trente vertèbres, et qu'outre le ligament commun qui les revêt toutes, il y a des ligamens particuliers, si nous supposons que chacun s'est raccourci d'une quantité quelconque, l'épine sera portée en avant pour faire perdre l'équilibre au sujet ; de là vient que, pour le conserver, les vieillards ont coutume de fléchir les genoux lorsqu'ils sont debout, et, par cette flexion, ils reculent assez le bas du tronc pour leur servir de contre-poids.

A proportion que les ligamens antérieurs de l'épine se dessèchent, les corps cartilagineux in-

terposés entre les vertèbres s'affaissent, les vertèbres se rapprochent, et la hauteur totale de l'épine
diminue. De là vient que certaines personnes sont
obligées de faire raccourcir leurs vêtemens à proportion qu'elles vieillissent. Alors les muscles du
dos meuvent les vertèbres avec beaucoup plus
de difficulté ; car le mouvement de celles-ci est
d'autant plus libre qu'elles sont plus éloignées
l'une de l'autre par le corps cartilagineux inter-
médiaire. Or , comme dans les jeunes gens il
est plus épais qu'il ne l'est dans un âge avancé ,
il faut, pour que ces muscles redressent l'épine
dans les vieillards, qu'ils emploient plus de force
dans leur contraction ; mais, bien loin de le pouvoir , ils sont incapables de se contracter aussi
puissamment qu'ils le feraient dans l'âge tendre.

Dans quelques sujets, cet affaiblissement a
plutôt lieu que dans d'autres ; les muscles du dos ,
comme tous les autres muscles, perdent leur
force à mesure qu'ils sont distendus ; c'est ce qui
arrive dans les longues flexions de l'épine. Ainsi
les gens de lettres, certains ouvriers, tels que les
paveurs, et en un mot tous ceux qui , par état,
sont obligés de se courber fréquemment, perdent
leur taille plutôt que les autres.

L'exercice donne de la force aux muscles et
favorise leur accroissement ; une preuve bien

convaincante, c'est que les personnes qui courent beaucoup, les tourneurs de profession, par exemple, ont les extrémités inférieures plus grosses que les supérieures ; tandis que les boulangers ont celles-ci plus grosses que les inférieures. Il est très-important d'observer que les personnes qui n'ont fait aucun usage des corps, ont les muscles du dos plus forts et plus volumineux que les autres.

On peut même dire qu'on a peine à démontrer les muscles du dos dans les femmes qui se sont distinguées à porter des corps étroits; cependant les dames, moins jalouses pour l'ordinaire de leur taille lorsqu'elles sont parvenues à un certain âge, abandonnent l'usage des corps, ou en prennent de plus grands et de plus lâches; et comme alors les muscles du dos sont prodigieusement affaiblis, elles se voûtent ou elles s'inclinent sur les côtés. Plusieurs, qui sont devenues bossues vers leur temps critique, rapportent la cause de leur distorsion à la cessation du flux périodique, tandis que ce n'est qu'à la cessation de l'usage des corps; ce qui prouve qu'il est pernicieux d'en faire contracter l'habitude aux enfans. Les muscles sont chez eux assez forts pour maintenir et pour mouvoir l'épine ; les bains froids, l'exercice même et les frictions sur le dos, à force d'avoir été comprimés, et d'être restés dans l'inaction, sont devenus incapables de maintenir le tronc en équilibre.

En même temps que les muscles se sont affaiblis, la poitrine s'est développée, et s'est portée en avant malgré les corps qui la comprimaient, les viscères de la poitrine et ceux du bas-ventre sont devenus plus pesans; ce qui augmente la propension qu'a le tronc de s'incliner en avant, et par conséquent la résistance que les muscles du dos doivent vaincre pour le maintenir droit.

Il est vrai que ce surcroît de résistance serait immense pour les muscles de l'épine les plus vigoureux; aussi la nature a-t-elle concouru à la diminuer en augmentant les courbures de l'épine (car elle approche d'autant plus de la ligne droite que la poitrine est petite, c'est un fait dont on peut se convaincre, en examinant les troncs des sujets de divers âges); mais, malgré ces ressources de la nature, le tronc a plus de propension dans les adultes et dans les vieillards à tomber en devant que dans les enfans; ils ont donc un plus grand besoin de corps, et il n'est pas douteux que les personnes qui ont malheureusement vieilli avec des corps ne doivent en faire usage toute leur vie: puisque la nature ne peut plus se suffire à elle-même, il faut que l'art vienne à son secours.

Une ancienne habitude mérite beaucoup d'être respectée; d'ailleurs, à un âge avancé les corps ne peuvent plus s'opposer à l'accroissement des parties, les côtes et tous les os du tronc sont assez fermes pour résister à la compression, pour-vu toutefois qu'elle soit modérée; la poitrine est développée, et les quatre courbures de l'épine bien formées. Il n'en est pas de même dans l'enfance, on a pris un corps lorsqu'il fallait laisser la poitrine libre, on a comprimé les côtes et le sternum en dedans, au lieu de faciliter leur accroissement en dehors; les viscères du bas-ventre ont été refoulés vers la poitrine.

Ainsi, par une manœuvre mal combinée, on a nui aux plus importantes fonctions de l'économie animale : plusieurs personnes sont mortes de phthisie, d'autres de quelques squirres dans le foie, dans l'épiploon sur-tout, ou en un mot dans quelqu'un des viscères du bas-ventre. On a vu des sujets périr du vomissement, par la compression que la pointe des corps, des busques ou des busquières, avait faite sur l'estomac ou sur les intestins. J'ai ouvert, il y a environ deux ans, le corps d'une fille de vingt à vingt-cinq ans, qui avait péri d'atrophie et de vomissemens, et qui avait porté des corps très-étroits. Je trouvai *l'ileum* tellement rétréci immédiatement au-dessous de l'ombilic, qu'à peine y pouvait-on passer une plume à écrire. Cette fille avait la poitrine fort aplatie en devant, et le sternum chez elle était courbé et déjeté en dedans. M. Morgagni nous a communiqué plusieurs observations analogues.

Qu'on me permette de faire remarquer, en finissant, que la forme qu'on a donnée aux corps est la plus bizarre qu'il soit possible d'imaginer. La poitrine est naturellement plus large en bas qu'en haut. C'est pour ainsi dire une hotte renversée, et les corps sont faits en rebours ; le bas-ventre est naturellement plus saillant que la poitrine ; mais les corps produisent un effet contraire, ils repoussent les viscères et les refoulent contre le diaphragme qui s'élève dans la poitrine, et comprime les poumons. L'épine, dans l'homme le mieux fait, a quatre courbures de devant en arrière, et les corps tendent à lui donner la figure droite ; de sorte qu'outre l'inconvénient de nuire aux plus grandes fonctions, ils ont encore celui de rendre bossues les personnes qui en font usage, dans l'idée d'éviter, de corriger ou de guérir cette difformité.

Mais dans une personne qui a vieilli avec des corps, la nature a résisté à leurs mauvais effets, ou bien le mal est fait, et il en résulterait un plus grand d'en abandonner l'usage. C'est pourquoi nous ne craindrons pas de le recommander.

L'observation est pour nous, et la théorie ne nous est pas contraire.

Les personnes même qui n'ont point fait usage des corps doivent y recourir, si elles ont de la faiblesse dans les muscles du dos, ou que, par quelque autre cause, leur épine se courbe trop vite : c'est le seul moyen de prévenir un plus grand dérangement de la taille. Pourquoi ne pas soutenir l'épine lorsqu'elle a commencé à se déjeter ? Il est vrai qu'il faut varier la forme et la solidité des corps suivant les circonstances, et qu'il faut quelquefois leur substituer les machines : par exemple, dans le renversement de l'épine sur le côté, j'ai employé avec succès une seule machine d'acier fort légère, et qui soutenait l'épine et les épaules. Dans un autre cas où l'épine était plus inclinée de devant en arrière que sur les côtés, je conseillai l'usage de deux croissans. En général, je crois qu'on peut et qu'on doit varier les moyens de redresser et de soutenir l'épine ; mais ces objets sont susceptibles, et exigent même des détails dans lesquels je ne puis entrer dans ce Mémoire. [1]

---

[1] On tronvera à la suite de ce Mémoire, imprimé dans le recueil de l'Académie des Sciences, année 1772, deuxième partie, page 482, la description et la figure de ces machines dont nous nous sommes servi, et avec succès.

MÉMOIRE

*Sur une nouvelle méthode de prati-
quer l'amputation des extrémités.* [1]

La dénudation et la saillie de l'os sont les inconvéniens les plus communs et les plus fâcheux de
l'amputation ; c'est pour les prévenir que les chirurgiens ont beaucoup varié les méthodes d'amputer les membres ; cependant, bien loin d'avoir
rempli cet objet, ils voient tous les jours survenir
les accidens qu'ils ont voulu éviter. J'en ai été
frappé plusieurs fois, c'est ce qui m'a porté à proposer une autre méthode. Je l'ai d'abord enseignée
d'après de seules épreuves faites sur les animaux
vivans et sur des cadavres humains ; mais dans la
suite cette méthode a fixé l'attention de plusieurs
de mes auditeurs, qui l'ont mise en pratique avec
beaucoup de succès. M. Maréchal, aujourd'hui
chirurgien distingué de Strasbourg, et qui a sous
sa direction un des plus grands hôpitaux de cette

[1] Mémoires de l'Académie des Sciences, ann. 1773.

ville, s'est singulièrement attaché à cette méthode ; il l'a pratiquée avec beaucoup d'avantage.

Ce succès m'encourage à la publier ; les chirurgiens qui la pratiqueront en retireront sans doute la même utilité. Pour procéder avec ordre, j'en donnerai d'abord la description, je la comparerai ensuite avec quelques méthodes très-connues, et je terminerai ce Mémoire par des remarques sur la rétraction des parties molles.

Nous prouverons par les expériences ce que tout le monde sait, mais qu'il n'est pas inutile de rappeler ici.

1.º Que les muscles extenseurs remontent lorsque le membre se met en extension.

2.º Que lorsque le membre est fléchi, les muscles fléchisseurs sont pareillement remontés, ou, si l'on veut, que l'extension et la flexion ne s'opèrent que par la contraction des muscles destinés à ces mouvemens ; on peut aussi établir que, pendant l'extension du membre, les muscles extenseurs remontent en se raccourcissant, tandis que les fléchisseurs s'alongent, et par conséquent que leurs extrémités inférieures descendent. C'est le contraire de ce qui a lieu dans les muscles pendant la flexion du membre.

On peut conclure, en faisant une application de ces remarques à la théorie des amputations, que les muscles se retirent beaucoup moins lorsqu'on les a fait retirer avant de les couper.

Or, comme c'est cette rétraction qui donne lieu à la dénudation de l'os après l'amputation, il n'est pas douteux qu'on ne la prévienne, ou du moins qu'on la rende infiniment moindre, en l'excitant avant l'opération.

Voici les procédés à observer pour y réussir; nous allons les exposer dans le même ordre qu'ils doivent être suivis. La nécessité de l'amputation reconnue, on doit y procéder de la manière suivante:

1°. Il faut appliquer le tourniquet plus haut qu'on ne fait ordinairement, tant pour l'amputation des extrémités supérieures, que pour celle des extrémités inférieures.

2.° L'on ne doit couper les muscles fléchisseurs, qu'après avoir fléchi le membre auquel ils s'attachent, et l'on ne doit inciser les extenseurs qu'après avoir fortement étendu ce même membre.

3.° La peau ni les muscles ne seront pas fixés par des ligatures, au-dessus ni au-dessous de l'endroit où l'on veut couper : ces ligatures sont entièrement inutiles dans cette méthode.

4.° Le chirurgien coupera d'un seul trait la peau et les muscles fléchisseurs ou extenseurs dans le vif, presque jusqu'à l'os avec un couteau droit, ou moins courbe que celui dont on se sert ordinairement.

5.º Alors l'aide qui soutient le membre par l'extrémité qu'on veut séparer du corps, la mettra dans un état opposé à celui où elle était ; je veux dire que de la flexion la plus forte, il la fera passer à la plus grande extension, *aut vice versâ*.

6.º Le chirurgien coupera également dans le sens opposé la peau et les chairs, presque jusqu'à l'os.

7.º Ensuite, par une seconde section circulaire, il incisera tout autour les chairs adhérentes aux os, et le plus près qu'il pourra de la peau et des muscles qui se sont rétirés.

8.º L'aide qui empoignait le haut du membre, lâchera d'abord les chairs pour faciliter la rétraction, ensuite, par le moyen d'une compresse fendue, il les relèvera ; ainsi la rétraction des chairs sera excitée par la situation des membres, par les mains de l'aide-chirurgien, et par la compresse fendue, mise en usage par les plus habiles chirurgiens.

9.º Le chirurgien prendra la scie et coupera l'os le plus près qu'il pourra des chairs, en observant les précautions requises.

10.º S'il y avait deux os à scier, il faudrait, pour mieux les assujettir, les fixer avec un ruban. Cette méthode a réussi ; c'est ce qui fait que nous l'avons conseillée.

11.⁰ On doit s'opposer à l'hémorragie par la ligature, et la multiplier si plusieurs vaisseaux fournissent du sang. Le chirurgien doit même savoir que beaucoup de vaisseaux, qui ne versent pas d'abord du sang, en laissent couler abondamment lorsqu'on a lié les troncs dont ils émanent : des expériences que nous avons faites sur des animaux vivans ne laissent aucun doute là-dessus.

12.⁰ En pratiquant cette ligature, le chirurgien observera de n'embrasser que très-peu de chairs, et d'éviter les nerfs s'il se peut. Ces préceptes sont communs à toutes les méthodes.

OBSERVATIONS

Sur le procédé de l'amputation.

1.⁰ Le tourniquet est nuisible de la manière dont on l'applique ordinairement ; en comprimant les muscles et la peau, il s'oppose à leur rétraction avant l'opération et après l'incision. Cet effet est général sur toutes les chairs lorsqu'on emploie un tourniquet simple de corde, et il est limité à certains muscles lorsqu'on se sert du tourniquet à vis de M. Petit ; le premier comprime et repousse uniformément les chairs vers l'axe du membre, l'autre n'agit que sur certains muscles qu'il empêche de se retirer ; mais l'application de l'un et de l'autre de ces deux tourniquets, telle qu'on la pratique ordinairement, nuit évidemment à l'opération.

2.º On recommande de ne couper les muscles fléchisseurs, qu'après avoir fléchi le membre auquel ils s'attachent ; par cette attention, on conserve plus des chairs qu'en suivant un autre procédé ; les muscles se retirent vers le haut, et se mettent dans le véritable état de contraction ; ils se retirent aussi par leur élasticité et par leur force tonique, et la peau, les vaisseaux et les nerfs, qui jouissent de ces deux propriétés, remontent de même ; d'ailleurs les muscles les entraînent en se retirant.

5.º Il est évident, par ce qui a été dit, que les ligatures ne doivent point être mises en usage ; l'inférieure est à-peu-près inutile, et la supérieure s'oppose puissamment à la rétraction des chairs. C'est pour produire cette rétraction qu'un habile chirurgien a sagement recommandé de lever la première ligature quand les chairs sont coupées ; mais comme certains muscles se contractent plus puissamment que d'autres, la plaie, d'uniforme qu'elle était, devient fort irrégulière ; les chairs sont enfoncées dans certains endroits, saillantes dans d'autres, et comme la peau est retirée par les muscles, elle se trouve, dans quelques lieux, beaucoup plus relevée que dans d'autres. Cette rétraction produit un tiraillement dans les nerfs du moignon, et une irrégularité dans la circulation, qui doit nécessairement concourir à exciter l'inflammation.

Les vaisseaux eux-mêmes sont retirés vers le haut, et il en résulte plus de difficulté au chirurgien pour les lier. Ces inconvéniens n'arrivent point lorsqu'on met les muscles, avant de les couper, dans un état de contraction; ils restent à-peu-près dans la même situation après l'incision, et la peau est pour lors suffisamment rapprochée du bord de la plaie.

4.º On peut, dans la nouvelle méthode, comme dans les anciennes, couper les chairs avec un couteau courbe; cela n'est pas douteux; mais on le fait plus commodément avec un couteau droit, principalement dans l'amputation du bras. Douglas a blâmé, il y a long-temps, ceux qui se servent d'un couteau courbe dans une pareille opération.

Cette correction que nous proposons de faire dans l'instrument tranchant, sera sur-tout nécessaire dans la nouvelle méthode; le chirurgien le maniera avec plus de facilité; il ne sera pas aussi effrayant pour le malade, et l'on pourra, avec le même couteau, couper les muscles susceptibles de rétraction, comme ceux qui ne le sont pas : on pourra inciser le périoste, pour le mettre à l'abri de la contusion et de la dilacération des dents de la scie, qui donnent souvent lieu à des suppurations qui fusent le long de l'os, et qui occasionnent la rétraction des chairs, la dénudation, la saillie et l'exfoliation de l'os.

5.º Il est nécessaire de faire passer le membre qu'on veut séparer du corps, de l'état de flexion à celui d'extension, quand on a coupé les muscles fléchisseurs, *aut vice versâ* ; sans cette précaution on ne fait pas remonter les muscles antagonistes, avantage cependant très-grand, parce que c'est par là qu'on prévient la sallie de l'os de leur côté.

Bien plus, si pendant tout le temps de l'opération le membre était maintenu dans un état de flexion ou d'extension, il y aurait des muscles qui seraient étendus et d'autres contractés, ce qui produirait une différence dans la rétraction après l'incision, et une irrégularité dans la section des chairs ; on coupe alors beaucoup plus de muscles étendus ou relâchés, que de muscles contractés, l'os se trouve recouvert d'un côté par les muscles fléchisseurs qui, par exemple, sont assez longs, et l'os est découvert ou saillant du côté des muscles extenseurs ; de sorte qu'il n'est pas douteux que, s'il y a de l'avantage à fléchir le membre avant que de couper les muscles fléchisseurs, il ne faille l'étendre avant que d'inciser les extenseurs.

6.° La ligature que l'on conseille pour arrêter l'hémorragie après l'amputation du membre, est, comme les chirurgiens le savent, le meilleur moyen auquel on puisse recourir. L'application du feu, outre qu'elle ne remplit pas le but qu'on se propose, donne lieu à la saillie de l'os en détruisant une partie des chairs qui doivent le couvrir, et en excitant des suppurations qui rongent le tissu cellulaire. Il est bien surprenant que les chirurgiens n'aient pas tout de suite reconnu ces inconvéniens, et il l'est bien plus, qu'après la découverte de la ligature, il y en ait eu qui non seulement n'ont pas voulu y recourir, mais qui en ont encore blâmé l'usage. Ambroise Paré est sans doute le premier qui l'ait employée en France ; mais il ne peut passer pour l'auteur de la découverte, comme l'ont voulu plusieurs chirurgiens français. [1]

Albucasis en a parlé d'une manière très-intelligible. *Ligetur arteria cum filo et ligatione forti.* Vigo a aussi décrit cette méthode de lier les vaisseaux ; et Alphonse Ferri, contemporain

______

[1] Garengeot, Verdier.

de Paré, donna la figure d'une aiguille [1], et indiqua la méthode de s'en servir. Cependant Paré, comme je l'ai observé, instruit des travaux de ses prédécesseurs, n'a pas prétendu s'approprier la gloire de l'invention que quelques modernes lui attribuent sans fondement. [2]

Les contestations qui se sont élevées sur la découverte de la ligature, sont moins essentielles que celles qu'on a suscitées sur la manière de la pratiquer ; nous ne nous occuperons que de celles qui sont survenues de nos jours.

Garengeot avait prescrit, dans le Traité d'Opérations, de comprendre, dans la ligature, beaucoup de chairs, et M. le Dran et divers autres ont suivi cette doctrine ; M. Pouteau, célèbre chirurgien de Lyon, l'a trouvée si utile, qu'il attribue aux chairs intermédiaires, entre le fil et le vaisseau, l'avantage de comprimer celui-ci dans le temps qu'elles se gonflent, et d'arrêter ainsi l'hémorragie. Cependant M. Monro, bien loin d'approuver cette méthode, en a proscrit l'usage : il conseille au contraire au chirurgien de faire son possible pour passer l'aiguille seulement dans le

---

[1] *De vulneribus sclopet. lib.* 11 , *collect. gesner.* pag. 294.

[2] Voyez le tome II de l'Académie de Chirurgie, pag. 391.

tissu cellulaire qui environne les artères, parce qu'alors la ligature a plus d'effet pour rapprocher leurs parois : cette opinion est donc bien différente de la première ; laquelle adoptera-t-on ? Comprendre beaucoup de chairs dans la ligature, c'est certainement donner lieu à l'inflammation ; n'en comprendre point du tout, c'est s'exposer à déchirer le vaisseau, ou du moins on doit craindre que la ligature ne tombe avant que le vaisseau soit oblitéré : le mieux est, je pense, de tenir un milieu, de saisir dans l'anse de la ligature quelque trousseau de fibres musculaires qui la fixent et la soutiennent.

Il faut s'attendre que l'artère se retirera après qu'on l'aura liée ; nous verrons plus bas combien son élasticité est grande, et peut être est-ce autant par la rétraction que l'artère éprouve, que par la compression de la ligature qu'elle s'oblitère ; nous avons du moins des exemples qui le prouvent : une autre raison qui nous détermine à conseiller de saisir un peu des chairs voisines, c'est que, la suppuration survenant, le tissu cellulaire serait le premier détruit, et la ligature tomberait facilement si elle n'était maintenue par quelques fibres musculeuses.

L'artère, dans ce cas, remonte considérablement. Les vaisseaux, dit M. Louis, qui forment le cordon principal, se retirent par la fonte des graisses. Ce chirurgien a coupé , au bout de six semaines de l'amputation, des ligatures devenues inutiles , et qui étaient à six et huit travers de doigt plus haut que le bout de l'os, quoiqu'on eût lié l'extrémité du vaisseau à son niveau.

Quelques chirurgiens ont conseillé de mettre des languettes de linge entre le fil et l'artère , et cela dans l'intention de maintenir la ligature et pour ne pas déchirer le vaisseau qu'on voulait comprimer. Tu lieras (dit Ambroise Paré) ton fil assez serré sur une petite compresse de linge en deux ou trois doubles , de la grosseur d'un doigt , qui empèchera que le nœud n'entre dans la chair, et l'arrêtera sûrement. On lit encore dans l'ouvrage de Bertrandi , qu'après avoir placé le fil, on mettra sur l'artère un plumasseau mollet , et qu'on fera dessus un nœud coulant et une rosette ; mais bien loin de regarder cette méthode comme avantageuse , nous osons en blâmer l'usage, surtout quand il s'agit d'arrêter l'hémorragie des gros vaisseaux ; l'expérience nous a appris que lorsqu'on interposait, entre le fil et le vaisseau, quelques compresses de linge, comme le recommande Paré, ou quelque plumasseau mollet , comme le veut Bertrandi, la ligature se relâchait, et que souvent l'hémorragie survenait, ce qui n'arrivait pas lorsque le fil serrait immédiatement les chairs.

Les expériences que nous avons réitérées sur des animaux vivans, sur le cheval principalement, nous ont rappelé une observation du célèbre Saviard; il pratiqua la ligature sur l'artère crurale, sans mettre de petites compresses sur le corps de l'artère au-dessous du nœud, parce qu'il avait reconnu des inconvéniens dans cette méthode.

Cependant il ne suffit pas de pratiquer la ligature sur les gros vaisseaux; il faut la faire sur les rameaux collatéraux : ceux-ci se dilatent souvent à proportion que les troncs principaux sont resserrés; le sang, ne pouvant plus circuler, reflue dans les vaisseaux collatéraux, et coule, par leurs extrémités béantes, sur la surface du moignon : or, comme cette évacuation ne se fait pas tout de suite, mais qu'elle survient quelque temps après l'opération, les chirurgiens ont souvent négligé de pratiquer la ligature des vaisseaux collatéraux; quelques-uns même voyant que l'hémorragie, par ces vaisseaux, était légère dans le temps du premier pansement, se sont contentés de mettre dessus un peu d'agaric; mais bien loin de produire les effets qu'ils attendaient, ils ont souvent vu ces vaisseaux darder de gros jets de sang. Scharp, ce grand chirurgien d'Angleterre, a déjà dit que, si les vaisseaux ne sont pas bien liés, il y

aura grand danger d'une nouvelle hémorragie
lorsque la fièvre s'allumera et que les vaisseaux
viendront à se dilater. [1]

Une nouvelle cause qui a induit en erreur,
et qui a été observée par M. Camper, c'est que
lorsque le sang ne trouve pas de résistance dans
les gros troncs, il ne pénètre point les rameaux.
Or il n'est rien de plus propre pour diminuer
la résistance que les troncs vasculaires opposent au sang, que de les couper ; le jet de sang
devient alors plus considérable, et les vaisseaux
collatéraux non seulement n'en reçoivent point,
mais encore vident celui qu'ils pourraient contenir dans les troncs vasculaires ouverts. Le contraire arrivera lorsque, par la ligature ou par
la compression, on effacera ou on diminuera le
diamètre du tronc : le sang, à proportion de la
résistance qu'il éprouvera, s'insinuera dans les
vaisseaux qui s'y abouchent.

Nous ne quitterons pas l'article qui concerne
la ligature des vaisseaux, sans nous récrier contre
ceux qui emploient, encore de nos jours, le bec-
à-corbin, dont les plus célèbres chirurgiens ont
proscrit l'usage.

Ambroise Paré lui-même [2] l'a blâmé en divers

---

[1] Traité des Opérations, pag. 383, traduct. française.
[2] Ibid. pag. 449.

cas, parce qu'il avait reconnu des inconvéniens dans cette méthode. Cependant les chirurgiens qui ont survécu à Ambroise Paré, ont pour la plupart employé le bec-à-corbin [1], sans s'appercevoir que, par cet instrument, ils contondaient et meurtrissaient des chairs déjà enflammées; que ce moyen leur devenait inutile, lorsqu'ils se servaient de l'aiguille, et qu'il était autrement insuffisant. Scharp s'est fortement récrié contre cette méthode : il faut, dit-il, afin de découvrir les orifices des vaisseaux, ordonner à l'aide-chirurgien de lâcher chaque fois le tourniquet. Cette méthode vaut mieux, continue ce grand chirurgien, que celle d'employer des pincettes pour saisir les artères ; car de cette dernière façon les vaisseaux s'échappent aisément de la ligature [2]. En effet, les moyens que Scharp propose sont plus que suffisans pour découvrir les vaisseaux ; ils réussissent tous les jours aux plus célèbres chirurgiens : il est étonnant que les autres s'opiniâtrent à suivre des préceptes surannés et condamnés par les plus grands maîtres.

---

[1] Traité des Opérations, pag. 450.
[2] Ibid. pag. 384.

Avantage de la nouvelle méthode.

On conserve, par la méthode que nous avons décrite, autant de chairs qu'il en faut pour recouvrir l'os, et par là on en prévient la saillie, le plus grand des inconvéniens qui puissent arriver après l'amputation des grandes extrémités.

Le moignon, bien loin d'être terminé en pointe, comme cela arrive dans plusieurs cas, présente ici une surface plate, et dont les bords sont plus prolongés que le milieu; la peau recouvrira les muscles, et comme ceux-ci ne changent presque point de place après la section du membre, ils formeront, étant coupés, une plaie uniforme ; avantage que souhaitait le célèbre Monro, lorsqu'il disait que la section de la peau devait avoir une surface égale avec la section des muscles[1]. Le moignon présente une plaie simple, et dont les chairs, en se cicatrisant, recouvrent le bout de l'os; elles forment sur eux une espèce de coussinet, très-avantageux pour le mouvement de la portion du membre conservée, pour l'application d'une machine artificielle, et pour mettre les os à l'abri du contact de l'air, et par conséquent de l'exfoliation, qui en est si souvent la suite.

---

[1] Essais de la Société d'Edimbourg, tom. X.

Ambroise Paré tenait en si grande utilité de recouvrir l'os, qu'il conseillait de faire quatre points d'aiguille en croix aux lèvres de la plaie, profondant lesdits points un doigt dedans la chair, afin qu'ils tiennent plus ferme. Il ajoutait que, par ce moyen, on ramenerait les parties des muscles coupés sur l'os, afin qu'il soit mieux et plus tôt recouvert, et moins touché de l'air extérieur, afin que ladite chair lui serve, après la consolidation, d'un coussinet[1]. Scharp et Douglas ont adopté cette méthode ; mais plusieurs chirurgiens modernes, qui en ont connu l'insuffisance et le danger, ont employé les sutures sèches, à la vérité sans succès. On n'a besoin d'aucun de ces moyens dans la nouvelle méthode ; la peau n'est ni trop retirée ni trop prolongée sur la plaie ; l'un et l'autre seraient nuisibles : la rétraction de la peau est presque toujours produite par le gonflement inflammatoire du moignon ; mais lorsqu'il est diminué ou détruit, la peau se prolonge ; et comme en suivant le procédé décrit, on en conserve suffisamment en la coupant d'un seul trait avec les muscles, nous ne croyons pas qu'il soit avantageux de la couper séparément avant que de couper les chairs qui sont par-dessous [2].

---

[1] Ambroise Paré, livre XI, des Contusions, chap. XXIII.

[2] Recherches critiques.

On n'a pas besoin non plus d'appliquer une ligature au-dessus de l'incision pour maintenir les muscles relevés ; nous produisons cet effet avant l'incision, par la situation du membre, et nous sommes d'ailleurs persuadés que tous les autres moyens sont insuffisans et dangereux. M. Louis [1] a déjà conseillé d'ôter la bande supérieure qui affermissait les chairs dès qu'on les aurait incisées, et cela afin qu'elles puissent se retirer ; mais comme les muscles qui se retirent quand ils sont coupés, forment un moignon plus ou moins inégal, il vaut bien mieux les mettre, avant de les couper, dans l'état de rétraction.

La nouvelle manière d'amputer n'a pas non plus les inconvéniens de la méthode à lambeaux ; celle-ci est beaucoup plus douloureuse, et jamais en la pratiquant on ne parvient à recouvrir l'os aussi uniformément et dans tout le contour, comme on le fait en suivant le procédé que nous avons exposé ; dans l'amputation à lambeaux, il y a presque toujours quelque côté de l'os qui n'est pas bien recouvert ; on a beaucoup de peine à arrêter l'hémorragie, elle revient lorsqu'on y pense le moins ; dans cette méthode on ne pratique point la ligature des vaisseaux, au lieu que

---

[1] Académie de Chirurgie, tom. II, pag. 270.

nous la regardons comme très - nécessaire et même indispensable.

Dans l'amputation à lambeaux, il peut se former un amas de sang entre les muscles qu'on a relevés et ceux contre lesquels on les a appliqués. Le sang épanché hors des voies de la circulation se corrompt bientôt, et altère les chairs et les os qu'il touche ; cet accident n'est point à craindre dans la nouvelle méthode, le sang et le pus trouvent facilement un égoût par les interstices et par les extrémités des muscles divisés ; avantage très-grand sans doute, qui préviendra l'inflammation du membre et la stagnation des liquides.

Ajoutez à toutes ces raisons de préférence pour la nouvelle méthode, qu'on n'a pas besoin d'employer les sutures pour maintenir la peau ni les muscles, que l'on a souvent été obligé de faire.

Garengeot a été forcé de lier les vaisseaux après l'amputation à lambeaux [1]. Par notre méthode, les fibres musculeuses ne sont pas repliées et renversées sur elles-mêmes, ce qui doit essentiellement nuire à la libre circulation des humeurs, d'où dépend, pour ainsi dire, la vitalité du lambeau ; or, c'est cependant ce qui a lieu

---

[1] Garengeot, Académie de Chirurgie, tome II, page 276.

dans l'amputation à lambeau : on ploie des mor-
ceaux de chairs en sens contraire à celui de la
nature, et l'on rend les vaisseaux, de droits qu'ils
étaient, tortueux, plissés et angulaires ; on diminue le diamètre de certains, et on oblitère entièrement celui des autres, ce qui ralentit la circulation dans la partie. Ajoutez que la compression
que le lambeau souffre d'un côté par les os, et de
l'autre par le bandage, doit bientôt donner lieu à
l'inflammation et souvent à la gangrène [1]. Il nous
paraît donc qu'en général l'opération à lambeaux
est très-mauvaise, et que, si on peut jamais l'employer, ce n'est que lorsqu'on coupe un membre
dans l'article. Nous en dirons autant de la méthode de Ravaton ; elle ne diffère de celle de Ver-
male, de Verduin, et de Saboureau, que parce
qu'ils conservent deux lambeaux au lieu d'un
seul, et qu'ils font la ligature : il est vrai que de
cette manière ils préviennent l'hémorragie, mais
non les autres symptômes.

Cependant, si la nouvelle méthode est plus
avantageuse que celle dont nous venons de parler, à combien plus forte raison devons-nous la
préférer à celle qui est la plus généralement reçue ; je veux dire à celle où, après avoir incisé et

---

[1] La Faye, Académie de Chirurg. t. II, pag. 250.

relevé la peau, on coupe les muscles dans le même plan, le membre maintenu dans la même situation pendant le temps de l'opération.

Par un pareil procédé les muscles, qui ne sont adhérens aux os que par leurs extrémités, se retirent dès qu'ils sont coupés; ils continuent de se retirer très-long-temps après, tandis que ceux qui sont fixés aux os dans l'endroit où on a coupé le membre y restent attachés, ce qui rend le moignon irrégulièrement pointu et forme une plaie pyramidale, dont la surface augmente à proportion de la rétraction des muscles.

Sur la rétraction qu'éprouvent les parties molles lorsqu'elles sont coupées par un instrument tranchant.

On doit considérer cette rétraction sous deux points de vue; celle qui se fait dans l'instant que les parties molles ont été divisées, et celle qui se fait après avec plus ou moins de promptitude; on peut nommer la première rétraction instantanée, et la seconde rétraction secondaire. L'élasticité, le ton et la contraction, sont les causes de cette rétraction; l'élasticité est une propriété commune à toutes les fibres, elle existe après la mort comme pendant la vie; si l'on fait une incision à

la peau, aux muscles, aux aponévroses d'un cadavre, les deux bords divisés se séparent et s'éloignent par la rétraction des fibres qui y aboutissent. C'est ainsi que les bouts d'une corde de
quelque matière quelle soit, qui est coupée, se
retirent réciproquement, et comme de ces cordes
que je prends pour exemple, les unes peuvent
être plus élastiques que les autres, de même on
observe de la variété dans l'élasticité des fibres
animales; la peau dans le cadavre, divisée par un
instrument tranchant, se retire de part et d'autre;
mais les muscles, divisés par leur milieu, se retirent bien plus que la peau, les artères se retirent encore plus que les muscles, et l'on peut
dire qu'elles ont plus d'élasticité que toutes les
autres parties du corps ; c'est peut-être par cette
cause que les hémorragies s'arrêtent quelquefois
si facilement dans de grandes artères : les bouts
d'artères, dit Warner, sur lesquels on avait ap-
pliqué de l'agaric, se retirèrent au point qu'on ne
pouvait plus les appercevoir sur le moignon, lorsque l'hémorragie fut arrêtée [1]. C'est par l'effet de
cette rétraction favorisée par la fonte des graisses,
qu'on peut expliquer pourquoi M. Louis a été
obligé de couper les ligatures devenues inutiles. [2]

---

[1] Warner, Obs. XXXIX, page 181, édit. française.
[2] Académie de Chirurgie, tome 18, page 46.

Il paraît que la rétraction des artères est beaucoup plus grande quand elles ont été distendues, que lorsqu'elles n'ont pas éprouvé de distension avant d'être ouvertes. Un homme, dont parle Belchier [1], eut l'épaule arrachée par l'aile d'un moulin à vent, et ne perdit point une goutte de sang; deux autres eurent les doigts arrachés, et chez eux l'hémorragie s'arrêta d'elle-même [2]. J'ai fait diverses expériences relatives sur les animaux, et elles m'ont offert le même résultat.

Les nerfs qu'on a si souvent accusés de spasme et de contraction, sont si peu élastiques, qu'on voit à peine leurs bouts s'éloigner lorsqu'on les a coupés; nous avons fait cette expérience et sur les cadavres et sur les animaux vivans, et nous avons toujours vu que les bouts des nerfs que nous avions coupés s'éloignaient à peine. M.rs de Haller et Senac ont obtenu les mêmes expériences, qu'ils ont faites sur les mêmes objets, et nous ne doutons pas que la nature ne les fournisse à tous ceux qui la consulteront.

Mais peut-être, dira-t-on, que la rétraction est d'autant plus forte, que les parties coupées sont plus longues, plus tendues et moins adhé-

---

[1] Transactions philosophiques, ann. 1738, n.° 44.

[2] Morand, Académie de Chirurgie, tome II, page 86.

rentes aux parties voisines : cela est vrai ; aussi a-t-on eu égard dans les expériences qu'on a faites, de les réitérer dans diverses parties et d'en varier les procédés ; en voici quelques exemples :

1.º Sur la peau, lorsqu'on l'a fendue longitudinalement, c'est-à-dire, dans une direction parallèle à l'axe du corps, il y a eu peu de rétraction ; mais la peau éprouve une rétraction très-forte lorsqu'elle est coupée en travers : les bords de la peau de la cuisse d'un cadavre, coupée transversalement de trois pouces et demi, se sont rétirés d'environ un pouce vers le milieu de la plaie ; on a fait une incision transversale de la même étendue sur la partie antérieure de l'autre cuisse, la jambe maintenue dans une forte flexion, et l'on a vu les bords de la plaie s'éloigner de près d'un pouce et demi, c'est-à-dire, d'un tiers de plus que dans le cas précédent.

La jambe maintenue dans la flexion déjà indiquée, on a coupé, de l'étendue de trois pouces, la peau de la partie postérieure de la cuisse ; mais bien loin que les bords de la plaie se soient éloignés, comme dans les cas précédens (d'un pouce ou d'un pouce et demi), les bords de la plaie, dans ce dernier cas, se sont à peine écartés d'un demi-pouce.

Il suit de ces expériences que la peau est, dans

certaines attitudes et dans certains endroits du corps, beaucoup plus tendue que dans d'autres, qu'elle est relâchée dans le sens de la flexion des membres, et qu'elle est tendue dans le côté opposé ; que dans quelque endroit qu'on la coupe, soit sur le vivant, soit dans le cadavre, les bords divisés s'éloignent par l'élasticité, et que la rétraction est proportionnée à la tension.

Une autre expérience qui a été faite sur la peau, prouve que les bords divisés s'éloignent peu lorsqu'on la coupe proche de ses replis, tels qu'on en observe au visage, aux mains, aux fesses, aux pieds, etc. Nous avons aussi éprouvé que la rétraction de la peau était plus forte, lorsqu'on avait coupé par-dessus le tissu cellulaire qui la lie aux parties voisines avec une longue aiguille à bas, avec le souffle, ou par l'injection ; or, à la suite des abcès qui rongent le tissu cellulaire sous la peau, elle se retire, si elle est coupée, beaucoup plus que lorsque le tissu cellulaire est dans son intégrité.

2.° Les extrémités d'un muscle coupé se retirent vers leurs insertions ; mais cette rétraction est plus grande lorsque le corps du muscle n'est point adhérent aux os ni aux membranes. Les muscles dont les fibres sont longitudinales se retirent beaucoup plus que ceux dont les fibres sont obliques, ou de diverses directions ; et, pour étayer de quelques exemples ce que nous avançons, nous pouvons dire que, si l'on coupe les muscles demi-nerveux et demi-membraneux, le grêle antérieur et interne, le biceps de la cuisse, alors la rétraction sera fort grande ; et que, si l'on coupe le vaste interne et externe et le crural, la rétraction sera très-petite : dans le premier cas, les muscles n'étant attachés que par leurs extrémités, les bouts divisés peuvent se retirer vers leur insertion ; dans le second, la rétraction doit être très-modérée, parce que plusieurs fibres, s'implantant à l'os, empêchent les autres de se retirer : cette théorie, fondée sur l'expérience, peut être appliquée avec fruit à la pratique de la plupart des amputations.

3.° La rétraction des tendons est de beaucoup inférieure à celle des muscles, elle l'est aussi à celle des aponévroses ; mais, pour bien l'évaluer, il ne faut pas la confondre avec celle des muscles, qui par leur contraction éloignent, dès que la section est faite, la partie tendineuse qui leur est continue, de celle qui est implantée à l'os ; pour la déterminer, cette rétraction des tendons, on n'a eu égard qu'à la partie fixée à l'os ; on a coupé le tendon près du muscle, et on l'a vu se retirer vers l'os, mais beaucoup moins que la peau et les aponévroses, etc. etc.

4.° Les artères jouissent d'une force de rétraction très-considérable. J'ai fait détacher l'artère crurale d'un cadavre du tissu cellulaire et de ses rameaux collatéraux ; j'ai fait couper vers le jarret, là où elle prend le nom d'artère poplitée, et elle s'est retirée de huit pouces sur dix-huit qu'elle avait auparavant, c'est-à-dire, que la portion restante de l'artère n'a eu que dix pouces sur dix-huit qu'elle avait primitivement : on observera qu'on avait coupé les vaisseaux collatéraux ; on les a conservés dans un autre cadavre ; on a coupé, comme dans le cas précédent, l'artère crurale vers le jarret ; mais la rétraction n'a été que de trois à quatre pouces au lieu de huit. Les veines se retirent beaucoup moins que les artères.

5.° Mais les nerfs sont si peu élastiques, qu'à peine leurs extrémités se séparent-elles. Dans un cours de physiologie que j'ai fait au collége royal en 1771, je fis couper le nerf sciatique d'un chien vivant ; à peine vit-on les deux bouts divisés se séparer ; mais, de peur qu'ils ne fussent retenus dans leur place par des filets collatéraux, j'eus le soin de les détruire : le tissu cellulaire qui liait le nerf aux parties voisines fût aussi détruit ; mais la rétraction ne fut presque pas plus grande.

Nous n'en dirons pas davantage sur la rétraction primitive produite par la seule élasticité des parties ; on l'observe sensiblement dans les cada-

vres qui ne sont pas encore atteints de pourri-
ture : alors l'élasticité diminue. Dans l'état de vie,
il y a deux autres causes qui augmentent la rétraction ; l'une qui est comme l'effet de la vitalité, et qui s'étend sur toutes les parties, c'est le
ton, *tonus;* l'autre est la contraction, qu'on n'observe que dans les fibres musculaires.

Il n'est pas douteux que les fibres animales ne
soient plus tendues pendant la vie qu'après la
mort, et que les aponévroses et le tissu cellulaire
ne se retirent plus fortement alors que dans le cadavre. L'expérience démontre ce que j'avance;
c'est à l'augmentation du ton qu'on doit attribuer
la rétraction de la peau pendant le froid dans
certaines affections de l'ame, etc.

Mais les bouts d'un muscle divisés se retirent
par une autre cause, qui opère sur eux con-
jointement avec les deux autress ; c'est la contraction, effet propre de la fibre musculaire ;
nous pouvons la raccourcir ou la contracter à
notre gré, et cette contraction est souvent la suite
de l'irritation : il ne faut donc pas être surpris si
les muscles divisés par un instrument tranchant
se retirent autant qu'ils le font.

Indépendamment de cette rétraction des chairs
instantanée, ou qui se fait dans l'instant même
qu'elles sont divisées, il en est une autre qu'on
appelle la rétraction secondaire.

J'ai coupé les muscles antérieurs de la cuisse jusqu'à l'os dans un sujet mort depuis environ dix heures ; leur rétraction a été d'abord proche de la peau, et vers le milieu de la plaie d'environ dix lignes, le lendemain elle était de plus d'un pouce : cette expérience réitérée a offert les mêmes résultats ; en effet, dès que les fibres sont coupées, elles se retirent par leur élasticité, et le tissu cellulaire qui les lie et qui leur donne des gaines cède ; mais il ne cède pas d'abord autant qu'il peut le faire ; cependant les fibres, tendant toujours à se retirer, continuent d'agir sur lui ; celui-ci prête, et la rétraction augmente, ainsi que la distance des bords de la plaie.

Mais peut-être trouvera-t-on qu'on ne peut rien conclure des résultats de cette expérience faite sur le cadavre pour l'état vivant : on peut répondre que la rétraction qui se fait dans le cadavre ne s'opère que par l'élasticité, et que dans l'état vivant les fibres jouissent, non seulement de cette élasticité, mais encore de la force tonique, et que les fibres musculaires sont de plus contractibles ; c'est ce dont je me suis assuré par diverses expériences faites sur les animaux vivans. Mais pourquoi chercher ailleurs que dans l'homme lui-même des preuves de la rétraction des chairs ? tous les chirurgiens ne savent-ils pas qu'après l'amputation la mieux faite, où tout indiquait que l'os serait recouvert par les chairs, il est arrivé le contraire? et du milieu des chairs qui se sont retirées, on a vu saillir un bout d'os qu'on a été obligé de scier de nouveau. Qu'on ouvre les bons livres de l'art, et l'on se convaincra de la solidité de cette doctrine : nous pourrions certainement étayer notre opinion sur beaucoup d'exemples ; un seul nous suffira.

Voici ce que dit un habile chirurgien : la rétraction des chairs, et celle du tissu cellulaire, peut-être par le vice des humeurs, furent cause que l'os, qui à l'instant paraissait fort enfoncé dans les muscles, fit dans la suite une saillie considérable, de manière que la cicatrice de la circonférence des chairs autour de l'os semblait monter jusqu'à la surface de son extrémité, et celle-ci resta découverte; ce qui détermina M. Veyret de faire une seconde section de l'os [1]. Or, cette saillie de l'os, d'où peut-elle dépendre ? ce n'est point du prolongement de l'os lui-même, ce n'est pas de la destruction d'une partie des muscles, mais de la rétraction nouvelle qui s'est faite depuis l'opération, soit que le tissu cellulaire ait été trop faible pour contre-balancer l'effort qu'ils font con-

---

[1] M. Veyret, Académie de Chirurgie, tome II, page 265.

jointement avec la peau pour remonter, soit que depuis l'opération il ait été détruit par la suppuration.

La rétraction instantanée et la rétraction secondaire sont donc prouvées par des expériences décisives, et les causes qui la produisent sont trop évidentes pour qu'on puisse s'y refuser : il s'agit maintenant, non de s'y opposer après l'amputation, les meilleurs moyens que l'art fournirait seraient insuffisans pour y parvenir, mais de l'exciter et la former avant d'amputer le membre.

Le meilleur moyen d'y réussir est de faire raccourcir les muscles autant qu'il est possible avant l'opération, pour qu'ils ne se raccourcissent pas davantage, ou du moins qu'ils le fassent très-peu lorsqu'ils auront été coupés; or, y a-t-il des moyens plus efficaces pour remplir cet objet, que de mettre les muscles dans l'état où ils sont dans la plus forte contraction ? Les extrémités mobiles se rapprochent alors des extrémités fixes, d'un espace qui varie à la vérité suivant les membres, mais qui est toujours prodigieux.

Proposons des exemples, et prenons-les dans les parties où l'on fait fréquemment l'amputation.

1.º Lorsque l'avant-bras est étendu, l'extrémité inférieure du biceps est éloignée de deux travers de doigt de plus de l'extrémité supérieure, que lorsque l'avant-bras est fléchi.

Si vous coupez alors le bras dans le temps que ce muscle est remonté, il vous restera au-dessus de votre section plus de muscles qu'il ne vous en serait resté si l'amputation du bras eût été faite pendant son extension ; si l'on fait une incision antérieurement un travers de doigt au-dessus des condyles du bras, l'avant-bras étant fléchi, à peine parviendra-t-on à la portion musculeuse du biceps qui est alors singulièrement remontée, et l'on coupera le tendon qui le fixe à la tubérosité du rayon ; si au contraire on fait l'incision au même endroit, l'avant-bras bien étendu, l'on coupera plus d'un travers de doigt du corps du biceps. Appliquez le même principe à l'égard des muscles anconés, et vous verrez facilement que si vous les coupez immédiatement au-dessus des condyles du bras, lorsque l'avant-bas est bien étendu, vous n'intéresserez presque point la partie musculeuse, au lieu que vous en laisserez plus de deux travers de doigt au-dessous de l'incision, si vous la faites lorsque l'avant-bras sera dans une violente flexion.

La peau est beaucoup moins étendue du côté de la flexion que du côté opposé, et elle se trouve déjà repoussée vers le haut du membre par les muscles qui sont par-dessous, et qui sont remontés. Or ce n'est pas un petit objet que de ménager la peau le plus qu’il est possible : les anciens en ont reconnu l’avantage, et l’on sait qu’il n’y a pas de meilleur moyen de la relever, que de faire fléchir le membre avant de le couper. Il s’ensuit donc que, pour conserver le plus de chairs possible dans l’amputation du bras, il faut, avant d’inciser le biceps et le brachial, fléchir l’avant-bras, et qu’il ne faut couper les muscles extenseurs qu’après avoir mis l’avant-bras dans la plus forte extension.

Les mêmes principes que nous venons d’établir pour l’amputation du bras, trouveront leur application dans l’amputation de l’avant-bras, de la cuisse et de la jambe. S’il s’agit de couper l’avant-bras, il faut, avant que d’inciser les muscles fléchisseurs de la main, faire fléchir la main le plus qu’il sera possible ; et quand on voudra faire la section des muscles extenseurs, l’aide aura le soin de faire passer cette main de l’état de flexion à celui de la plus forte extension : on conserve ; par cette méthode, beaucoup plus de chairs pour recouvrir les os, qu’on ne le fait lorsqu’on suit tout autre procédé.

Cependant, s’il est avantageux de faire usage de la méthode susdite dans les amputations du bras et de l’avant-bras, il l’est encore beaucoup plus de l’employer lorsqu’on veut amputer la cuisse ou la jambe.

Décrivons succinctement l'amputation de la cuisse par la nouvelle méthode, et examinons-en ensuite les avantages. Il est égal de commencer l'incision par la partie postérieure pour la terminer en avant, *aut vice versâ* ; mais il ne l'est pas de maintenir la jambe dans la même position lorsqu'on coupe les muscles qui la fléchissent, et lorsqu'on coupe ceux qui l'étendent. Il faut, quand on coupe les chairs de la partie postérieure de la cuisse ou les muscles fléchisseurs de la jambe, fléchir la jambe sur la cuisse et étendre un peu la cuisse, ou la porter légèrement en arrière.

Cette incision finie, il faut faire passer la jambe de l'état de flexion à celui d'extension, ensuite on coupe les muscles extenseurs de la cuisse. Par le moyen de la languette de linge, l'aide-chirurgien repoussera les chairs aussi haut qu'il le pourra, comme cela se pratique dans les autres méthodes.

En fléchissant la jambe sur la cuisse, on diminue de plus d'un pouce la distance qu'il y a entre les insertions supérieures et les inférieures des muscles fléchisseurs de la jambe : on permet donc aux muscles fléchisseurs de se raccourcir par la contraction, et la douleur de l'opération les détermine encore davantage à se contracter et à remonter, ce qui fait qu'après la section de l'os il y a toujours assez de chairs pour le re-couvrir.

Lorsqu'on étend la jambe, on rapproche aussi les points où s'implantent les extrémités des muscles extenseurs : ces muscles se portent en haut par la rétraction dépendante de leur élasticité et par leur ton, et par leur contraction qui est d'autant plus grande qu'elle puisse jamais l'être. L'irritation excite la contraction ; or, peut-il y avoir irritation plus forte que celle qu'on produit en incisant les muscles, quelque tranchant que soit l'instrument qu'on emploie ? Quoi qu'il en soit, par ce procédé l'os du moignon se trouve entouré des muscles, dont les uns n'ont pas plus de propension que les autres à s'éloigner du bout de l'os ; et comment le pourraient-ils ? Ou ils sont ad-hérens à l'os lui-même, ou ils étaient remontés par la contraction avant qu'ils fussent incisés.

Nous ne traiterons point séparément de l'amputation de la jambe par la nouvelle méthode, parce qu'il est aisé de comprendre, d'après ce qui a été dit, que l'on gagnera beaucoup de faire bien étendre le pied, lorsqu'on coupera ses muscles extenseurs, et qu'on retirera de l'avantage de le faire fléchir lorsqu'on coupera ses muscles flé-chisseurs : cette amputation a été faite de cette manière sur le vivant avec le plus grand succès.

Un chirurgien moderne a proposé depuis peu une méthode qui est directement le contraire de celle que je viens d'exposer; suivant lui, il convient de couper, dans l'extension la plus forte, les différens muscles qui environnent le membre qui est destiné à être séparé; et la raison que l'auteur allègue en faveur de cette méthode, c'est que les muscles coupés dans l'extension conservent, toutes choses égales d'ailleurs, plus de longueur que s'ils eussent été coupés dans leur contraction.

Mais bien loin d'être persuadé qu'une telle manœuvre soit aussi favorable qu'on le promet, nous osons penser le contraire : nous chercherons des preuves à notre opinion, dans le même exemple que l'on a proposé pour établir la méthode que nous combattons. Je suppose que le muscle droit antérieur de la cuisse ait à-peu-près seize pouces de longueur effective, lorsqu'il est dans la plus forte contraction, dans un sujet dont le fémur est de dix-huit pouces [1]. Ce même muscle, mis dans l'extension la plus forte, acquiert un tiers de plus de longueur absolue; il passe à vingt-quatre.

Or, la manière la plus propre de le mettre dans une telle extension, c'est de faire fléchir la jambe;

----

[1] Académie de Chirurgie, tome II, page 268.

si vous coupez alors les muscles au niveau de la partie moyenne du fémur supposé [1], vous diviserez les muscles en deux parties, dont celle qui sera au-dessous de la section sera plus longue, ou au moins autant que celle qui sera par-dessus et que vous vouliez conserver.

Si au contraire vous coupez le muscle dans sa forte contraction, au même endroit indiqué, la portion supérieure sera de beaucoup plus longue que l'inférieure : qu'on l'éprouve sur le cadavre et sur le vivant, et l'on aura les mêmes résultats. Quelle est donc la méthode que nous devons prescrire ? est-ce celle qui emporte, avec le membre, de plus longs lambeaux de chairs, ou celle dans laquelle les lambeaux de chairs qu'on enlève sont plus courts ? Celle-ci nous paraît sans doute préférable : moins on détruit d'un muscle, et plus sans doute il en reste ; la perfection d'une amputation consiste à conserver aux chairs qui forment l'extrémité du moignon, le plus de longueur possible. [2]

---

[1] On peut voir les planches qui sont à la fin de ce Mémoire, (Académie des Sciences, 1773) pour avoir une plus juste idée de la manière de faire l'amputation, selon cette méthode.

[2] Académie de Chirurgie, tome II, page 268.

OBSERVATIONS[1]

Sur la situation du foie dans l'état naturel, avec des remarques sur la manière de connaître, par le tact, plusieurs de ses maladies.[2]

On ne peut traiter utilement une maladie sans la connaître; et on ne peut la connaître, lorsqu'on en ignore le siége. Le premier objet qu'un médecin doit donc avoir en vue, c'est de découvrir la partie qui est affectée, pour y porter le remède convenable.

L'examen des symptômes peut, sans doute, conduire à cette connaissance; mais le tact peut fournir des notions encore plus certaines, surtout lorsqu'il s'agit d'une maladie du bas-ventre, ou de quelque partie extérieure.

Cependant cet art de palper ou de tâter est encore sans règles et sans principes. Les médecins

---

[1] Lues à l'assemblée publique du 13 novemb. 1773, et remises par l'auteur le 3 mai 1777.

[2] Mémoires de l'Académie des Sciences, ann. 1773.

desirent de le voir perfectionné, parce qu'ils en sentent la nécessité, et les anatomistes le négligent, rebutés peut-être par la difficulté d'y faire des progrès.

A peine comptons-nous deux ou trois médecins qui aient eu le courage de diriger leurs travaux vers un objet aussi utile. Riolan, ce grand anatomiste, est le premier qui s'en soit occupé sérieusement : on sait que son travail mérita les éloges de ses contemporains, et sur-tout de l'immortel Harvée, si digne d'en être distingué. M.rs Winslow et Ferrein ont marché sur les traces de Riolan : l'Académie connaît le prix de leurs travaux, puisque c'est dans son sein qu'ils les ont déposés.

Mais ces grands anatomistes, bien loin d'avoir épuisé cette importante matière, nous ont à peine tracé la route qu'il fallait tenir pour l'éclaircir.

Le premier point dont il faut s'occuper, c'est de la position des viscères : eh ! qui croirait que nous manquons encore de notions certaines sur un point aussi essentiel ? Jusqu'ici la plupart des anatomistes ne se sont occupés que de la situation des viscères du cadavre , comme si leur situation ne changeait pas suivant la position du corps, et suivant d'autres circonstances que nous détaillerons.

Les viscères du bas-ventre sont principalement sujets à ce déplacement. Le bassin ne peut se contourner comme il fait dans nos divers mouvemens, qu'il n'entraîne les viscères qu'il contient, et ne les dérange de leur situation primitive. Nous allons le faire sentir par un exemple.

Le fond de la vessie répond aux muscles du bas-ventre, dans un homme debout, et dans un homme couché sur un plan horizontal, c'est la face antérieure de la vessie qui correspond à ces mêmes muscles; de sorte qu'on peut ouvrir la vessie en deux endroits différens, en ouvrant le bas-ventre au même endroit. Observation bien importante, et qui trouvera son application ailleurs.

Le diaphragme, ce principal agent de la respiration, qui tantôt remonte dans la poitrine, et tantôt s'abaisse dans le bas-ventre, donne lieu à des changemens notables dans la position de plusieurs viscères logés dans cette cavité, et l'âge en produit d'aussi essentiels à observer.

J'ai déjà communiqué à l'Académie un Mémoire sur ce dernier point; je n'y ai traité que du changement général des viscères du bas-ventre, par le développement du bassin, et je n'ai point traité de la situation particulière d'aucun viscère.

Je communique aujourd'hui à l'Académie mes recherches sur la situation du foie, pour pouvoir déterminer ensuite les meilleurs moyens de découvrir, par le tact, les diverses altérations de ce viscère.

Les maladies du foie sont si obscures, on les confond si souvent avec celles des viscères voisins, sur-tout avec les maladies du poumon, qu'il est très-essentiel de s'occuper à rechercher la cause de ces fâcheuses méprises.

La situation du foie varie dans les divers âges de la vie, dans les différentes situations du corps, dans celles de l'épine particulièrement, et dans diverses maladies de la poitrine, sans que la substance du foie soit altérée en aucune manière ; ce sont là les points que je me propose de traiter sommairement dans ce Mémoire.

Donnons d'abord une idée de la situation du foie dans les divers âges.

Dans les fœtus de trois à quatre mois, le foie est si grand qu'il remplit presque la cavité du bas-ventre ; il descend jusqu'au nombril, s'étend jusqu'à la rate qui est très-petite, recouvre l'estomac, dont la situation est presque verticale, et remplit tout l'hypocondre droit : il déborde alors les fausses côtes d'environ trois travers de doigt.

Dans les fœtus de sept à huit mois, la partie du bas-ventre, qui est au-dessous du nombril, s'est considérablement alongée, les côtes se sont

un peu abaissées par leur propre développement
et par celui du sternum : le diaphragme est plus
voûté du côté droit qu'il ne l'était précédemment,
et quoique le volume et le poids du foie paraissent moindres, relativement à la capacité du bas-ventre, ils ont cependant un peu augmenté.

Le foie des fœtus croît donc plus promptement que les autres parties du bas-ventre jusque
vers le cinquième ou le sixième mois de sa formation ; mais, après ce terme, la cavité du bas-ventre, et les parties qu'elle contient, croissent à
proportion plus vîte que le foie.

Après la naissance, le foie perd réellement de
son volume et de son poids ; c'est en mesurant
et en pesant le foie de dix sujets que je me suis
convaincu de ce fait.

J'ai observé que le foie de cinq fœtus venus à
terme, pesait un quatrième de plus que le foie de
cinq enfans qui avaient vécu, les uns jusqu'à huit
mois, les autres jusqu'à dix.

Il s'est donc fait une diminution réelle dans la
substance du foie ; mais jusqu'ici cette diminution,
si elle a été connue des anatomistes, n'a point été
décrite dans leurs ouvrages. Ceux qui se sont
occupés de cet objet se sont contentés de dire
que le foie des fœtus était proportionnellement
plus gros que celui des enfans, et que le foie de

ceux-ci était plus gros que ceux des adultes, ce qui certainement ne peut point s'appliquer à la diminution de ce viscère après la naissance.

Frappé de cette diminution dans le poids du foie, j'ai porté mes regards sur la figure et sur le volume de ce viscère : il y a apparence, disais-je, que le foie perd de son volume en perdant de son poids ; mais diminue-t-il uniformément par-tout ? L'observation seule pouvait m'éclairer là-dessus. Alors j'examinai avec soin le foie de tous les fœtus que j'eus occasion d'ouvrir, ou qu'on disséqua dans mon amphithéâtre.

Je vis clairement que le lobe droit et perpendiculaire conservait son volume apparent, dans la première année de la vie de l'enfant ; mais que le lobe gauche n'avait pas, dans les enfans d'un an, la moitié du volume qu'il a dans les fœtus de neuf mois.

Cependant le petit lobe du foie, connu des plus anciens anatomistes, et dont on accorde sans raison la découverte à Spigel, le petit lobe, dis-je, m'a paru avoir augmenté après la naissance, plutôt que d'avoir diminué de volume : ce qui présente à un anatomiste curieux un contraste singulier et frappant.

Il est vrai que cette augmentation est bien petite, si on la compare avec le décroissement du lobe gauche ; ce lobe ne se prolonge plus jusqu'à la rate, et il ne recouvre plus l'estomac, comme il faisait auparavant : la face inférieure du foie s'est singulièrement creusée, et l'estomac qui est presque perpendiculaire dans le fœtus, comme M. Lassone l'a observé, devient dans la suite, pour ainsi dire, transversal, comme M. Winslow l'a décrit : les orifices de l'estomac ne sont plus perpendiculaires l'un à l'autre ; mais le pylore est presque aussi élevé que le cardia.

Je puis assurer, d'après mes observations, que le pylore se relève à proportion que la partie du foie qui est sur l'estomac diminue d'épaisseur. Ainsi, le temps que l'estomac emploie pour passer de l'état où M. de Lassone l'a vu, à celui dans lequel M. Winslow l'a observé, est proportionnel à celui de la diminution du lobe gauche du foie. Bien plus, s'il arrive que ce même lobe reprenne son accroissement dans la suite, par quelque vice particulier, il repousse l'estomac dans son ancienne situation, ce qui devient un état contre nature, et la source de divers accidens. Des exemples tirés de plusieurs sujets morts à la suite de maladies du foie, m'ont prouvé ce que j'avance ici.

Mais ce qui achève de confirmer mon opinion, c'est qu'il est très-facile de déplacer l'estomac des animaux, en faisant grossir leur foie, et notamment le lobe gauche ; car l'augmentation du lobe droit fait peu au déplacement de l'estomac , à moins qu'elle ne soit excessive. Je rapporterai ici des expériences qui sont familières dans certains pays, et d'autres que j'ai faites moi-même.

Si l'on fait manger de force des animaux, jusqu'à ce que leur estomac et même l'œsophage soient pleins d'alimens, et cela deux ou trois fois par jour, on parvient à leur produire un foie d'un volume énorme. J'ai vu des foies d'oies ainsi nourries, qui pesaient près de quatre livres.

Un petit chien que je fis gorger d'alimens deux fois par jour , pendant environ un mois, en adaptant un entonnoir à sa gueule, eut un foie beaucoup plus gros que ces animaux ne l'ont ordinairement. Expérience très-curieuse, et dont on peut faire d'utiles applications à la pratique de la médecine.

La capacité de l'estomac des animaux qui ont servi à ces expériences, était considérablement augmentée , ce qui prouve que le foie ne perd pas de son volume , à proportion que l'estomac s'agrandit, comme M. Lieutaud l'a présumé : mais au contraire , que la cavité de ce viscère augmente lorsque le foie acquiert un plus grand volume.

Peut-être que l'estomac distendu produit quel-

que compression sur les veines qui rapportent le
sang du foie, en empêche le retour, et y produit
une pléthore capable d'augmenter sa nourriture
et son accroissement : ce qu'il y a de sûr, c'est
que plus les parties reçoivent de sang, et plus elles
se nourrissent et prennent de l'accroissement.

Le lobe gauche du foie, dont le décroissement
après la naissance a été prouvé ci-dessus, ne reçoit plus de sang par la veine ombilicale dans
l'enfant, comme il faisait dans le fœtus : et sans
doute que ce lobe s'effacerait en entier, si le sang
de la veine-porte n'y refluait en partie, comme
l'ont observé deux grands anatomistes, M.rs
Haller et Bertin.

Par une raison toute contraire, le bassin et les
extrémités inférieures se développent très-vîte
après la naissance : le sang, qui était porté au pla-
centa par les artères ombilicales, est forcé, lorsque celles-ci sont oblitérées, de se répandre dans
les artères du bassin, et dans celles des extrémités inférieures, ce qui en accélère l'accroissement.

Le développement du bassin et des extrémités
inférieures offre plusieurs objets dignes de remarque; je les exposerai dans une note [1], pour

---

[1] Bientôt après la naissance, le bassin s'agrandit en
tous sens : l'os *sacrum* se renverse en arrière ; les tu-

ne pas m'éloigner plus long-temps de mon sujet, je veux dire, de la situation du foie.

bérosités des os *ischium* s'écartent ; les os pubis se relèvent ; les os *ileum* s'évasent : opération admirable de la nature ! Le fœtus n'eût jamais pu sortir du sein de sa mère, si le bassin eût été ainsi développé avant l'accouchement. Il ressemble alors à une espèce de cône, dont la pointe répond au *sacrum* et aux tubérosités des *ischium* ; il augmente par degrés en largeur : ainsi il peut, dans certains cas, se frayer une route presque aussi bien que la tête.

Les extrémités inférieures eussent pu nuire à l'accouchement par leur longueur ; mais à peine l'enfant est né, que la nature s'occupe à les lui fortifier, et comme elles sont encore courtes et foibles, l'enfant trouve d'abord plus de facilité à marcher, pour ainsi dire, à quatre pattes, qu'à se tenir debout ; mais la nature lui ayant développé les extrémités inférieures et le bassin, l'épine se trouve déjetée en arrière ; l'équilibre est changé, et l'enfant trouve plus de facilité à se tenir et à marcher debout.

J'ai voulu savoir, par des expériences, si réellement l'influx du sang dans une partie pouvait en augmenter le volume. J'ai lié à ce dessein l'artère crurale gauche d'un chien, qui avait pris son accroissement, le plus près du bas-ventre qu'il me fut possible. Peu de temps après l'animal perdit l'usage de cette extrémité ; elle maigrit au point que dans trois mois la cuisse de ce même côté semblait n'être recouverte que par la peau. L'extrémité gauche, au contraire, paraissait

Dans l'adulte, le foie est caché sous les côtes dans presque toute son étendue, soit par la diminution qui s'est faite en lui, soit parce que les côtes se sont abaissées en se développant, soit encore parce que le *sternum* s'est prolongé; ce dernier point a été confirmé par les observations de M Daubenton.

Cependant, comme il importe grandement aux médecins et aux chirurgiens de connaître la vraie situation du foie, nous allons entrer dans quelques détails plus particuliers à ce sujet.

Le foie d'un adulte couché horizontalement sur le dos, est presque entièrement caché sous les fausses côtes, excepté vers le creux de l'estomac, et sous les dernières fausses côtes, qu'il déborde un peu postérieurement. Je me suis convaincu de cette

---

forte et musculeuse ; je fis tuer cet animal, et je disséquai ensuite ses extrémités postérieures : celle dont l'artère était liée, etait tellement desséchée, qu'à peine y distinguait-on les muscles; ils n'étaient rouges que vers leurs insertions supérieures : on eût cru qu'ils étaient dégénérés en des tendons vers leurs insertions inférieures. Les muscles de l'autre extrémité étaient d'un rouge très-vif, et ils étaient fort gros. J'ai répété cette expérience , en prenant diverses précautions , et elles m'ont fourni les mêmes résultats.

situation du foie par des expériences grossières en apparence, mais qui confirment mon opinion. Je vais les détailler.

J'ai enfoncé dans le bas-ventre de quelques cadavres, étendus dans cette situation, tantôt une épée, tantôt un stilet ou quelque autre instrument pointu; je le dirigeais, en l'enfonçant aussi perpendiculairement que je pouvais vers le canal vertébral, et je perçais le bas-ventre le plus près possible du cartilage xiphoïde, des cartilages des fausses côtes, et des fausses côtes elles-mêmes, en suivant tout le contour de l'hypocondre droit.

Dès que l'instrument était plongé de la manière que je viens d'exposer, je disséquais les parties tout autour, et sans changer en aucune manière la situation du foie; je voyais quelle était la partie de ce viscère que j'avais touchée.

Or, voici ce que j'ai observé. En procédant de la sorte, on perce l'extrémité du lobe gauche, lorsqu'on enfonce perpendiculairement un instrument pointu dans la région épigastrique, proche des fausses côtes, à côté du cartilage xiphoïde : on blesse l'extrémité du lobe droit du foie, lorsqu'on enfonce l'instrument au-dessous des fausses côtes en arrière; mais on ne touche le foie en aucune manière, lorsqu'on plonge l'instrument le long de la portion du bord de l'hypocondre, dont l'étendue se bornerait à quatre travers de doigt de distance du cartilage xiphoïde, et à une égale distance des vertèbres lombaires.

Les anatomistes concluront, avec raison, de cette expérience, qu'on ne peut sentir le foie par le tact, à moins que son volume n'ait augmenté, en appliquant les doigts le long des fausses côtes, dans un homme couché sur le dos, excepté une très-petite portion du lobe gauche, placée dans la région épigastrique.

Cependant les côtes ne cachent pas le foie dans une aussi grande étendue dans un sujet adulte dont l'épine est verticale, je veux dire, dans un sujet qui est debout ou assis : le foie descend alors considéra-blement, et il déborde presque toujours les fausses côtes de deux travers de doigt, dans les mêmes en-droits où il était caché, lorsqu'il était couché.

Je me suis convaincu de cette situation du foie, dans des cadavres qu'on tenait suspendus : on en-fonçait horizontalement un instrument pointu dans le bas-ventre, on recherchait ensuite les parties de ce viscère qui avaient été blessées.

Les précautions que j'ai prises pour ne pas me méprendre dans ces expériences, pourraient pa-raître ici trop minutieuses, c'est pourquoi j'en garde le détail pour une de nos séances particu-lières : mais le résultat qu'elles m'ont fourni est,

que le foie est placé près de trois travers de
doigt plus bas, dans les personnes qui se tiennent debout ou assises, que dans celles qui sont
couchées.

Rien n'est donc plus mal vu que de faire mettre
les malades dans une situation horizontale, lorsqu'on veut découvrir par le tact quelque vice du
foie : il est au contraire très-avantageux alors de
les faire tenir debout ou assises ; je les fais aussi un
peu fléchir en avant, pour diminuer la tension des
muscles du bas-ventre.

Cette méthode de tâter m'a parfaitement bien
réussi plusieurs fois, et l'application que j'ai occasion d'en faire dans la pratique journalière m'est
un garant assuré de son utilité : elle est d'ailleurs
fondée sur les observations les plus exactes.

Le foie descend par son propre poids dans les
sujets qui sont debout ou assis : attaché au diaphragme, il le tiraille et l'entraîne vers le bas-ventre, sur-tout dans les sujets qui ont les voies alimentaires vides, comme M. Winslow l'a observé.

Le foie est repoussé vers le bas-ventre, à chaque
inspiration, par le diaphragme qui se contracte :
c'est ce que tous les anatomistes savent ; mais on
n'a point encore observé que la partie postérieure
de cet organe parcourt un espace beaucoup plus

grand que la partie antérieure, que le lobe gauche descend à peine dans l'inspiration , tandis que le lobe droit descend plus de deux travers de doigt, et que toute la masse du foie est repoussée en avant et en dedans par le diaphragme qui se contracte.

Je me suis convaincu de ce que j'avance ici, en ouvrant le bas-ventre de plusieurs animaux vivans : les mouvemens du foie dont je viens de parler dépendent entièrement de ceux du diaphragme : je ne les décrirai point ici ; je ne parlerai pas non plus du refoulement du foie dans la poitrine pendant l'expiration. Il est uniquement produit par la contraction des muscles abdominaux qui repoussent le foie dans la poitrine et celui-ci le diaphragme ; car ce muscle, étant alors dans un parfait relâchement, n'a aucune action sur le foie pour le soulever. Je ferai cependant observer en passant que la portion tendineuse et moyenne de cette cloison charnue était presque immobile, ou du moins qu'elle était mue à peine dans les animaux vivans que j'ai ouverts ; le cœur repose sur cette portion tendineuse comme sur un plancher. Les anatomistes qui ont avancé qu'elle se mouvait dans la respiration, n'ont pas sans doute bien consulté la nature.

Quoi qu'il en soit, il faut conseiller au malade de faire une forte inspiration , pour rendre le foie plus saillant : c'est de cette manière que je suis parvenu à découvrir une obstruction au foie, qui avait son siége à la face intérieure, proche de son bord extérieur.

Le foie descend singulièrement dans certaines maladies de la poitrine, sans être altéré en aucune manière ; et comme il est arrivé à de grands médecins de le croire malade pour lors, et de négliger la poitrine qui était affectée, je crois devoir communiquer à l'Académie les deux observations suivantes.

Un avocat de cette ville (M. Dalas) tombe dans une langueur et une faiblesse extraordinaires : il maigrit, tousse et crache abondamment des matières visqueuses , blanches , mais sans odeur. Il se plaint de douleurs qu'il rapporte à la région épigastrique, quelques vomissemens surviennent.

Incertain sur le siége de la maladie, je le voyais tantôt dans le foie, et tantôt dans le poumon ; pour me tirer de cette incertitude, je tâtai le ventre avec soin ; mais ce moyen, loin de m'éclaircir sur le siége de la maladie, fut pour moi une source d'erreurs : une tumeur que je sentis sous l'hypocondre droit m'en imposa au point que je crus qu'elle était produite par le foie, que je jugeai gorgé et d'un volume prodigieux.

Des médecins furent appelés en consultation, je leur fis l'exposé de la maladie et de mon opinion qu'ils adoptèrent; nous ne vîmes plus qu'altération dans le foie.

Cependant le malade étant mort, je fis tout mon possible pour l'ouvrir, et j'y parvins, ce qui n'est pas toujours aisé; j'ouvris d'abord le bas-ventre, je trouvai tous les viscères dans l'état naturel.

Le foie était sans altération; mais il était moins couvert par les côtes qu'il n'a coutume d'être. Après cet examen des viscères du bas-ventre, j'ouvris la poitrine, et je trouvai les poumons dans une entière suppuration, principalement le poumon droit : il était gorgé dans toute sa substance, et repoussait vers le bas-ventre le diaphragme et le foie.

Il y a environ six ans que feu M. Senac me conduisit à la Charité de Versailles, pour y examiner un malade, qui avait tous les symptômes d'une hydropisie de poitrine, avec une tumeur considérable sous l'hypocondre droit. M. Senac soupçonnait qu'elle était formée par le foie, qu'il jugeait d'un volume monstrueux. J'examinai le malade, je le tâtai, et j'adoptai l'opinion de M. Senac.

Cependant, le malade étant mort quelques jours après, on en fit l'ouverture, et, loin de trouver le foie altéré et plus gros, comme nous l'avions cru, on le vit dans son état naturel, soit dans son volume, soit dans sa substance.

La cavité de la poitrine était remplie d'eau, le diaphragme refoulé vers le bas - ventre, et le foie descendu vers les fausses côtes, ce qui nous l'avait fait estimer d'un volume excessif.

Si l'anatomie est le flambeau de la médecine, c'est sur-tout lorsqu'elle nous éclaire sur nos erreurs : on doit connaître celles dont je viens de parler, pour les éviter à l'avenir ; elles sont plus fréquentes qu'on ne pense, et elles sont d'autant plus dangereuses qu'elles conduisent le médecin à prescrire des remèdes pour le foie, qui sont pour l'ordinaire fort nuisibles au poumon.

Il est encore utile de savoir que l'on peut découvrir par le tact une plus grande étendue du foie dans les hydropisies de la poitrine, et dans les engorgemens du poumon droit. Les signes de ces maladies, détaillés par les auteurs, sont quelquefois si obscurs, qu'il est fort avantageux d'avoir un signe accessoire dont on puisse s'assurer par le tact.

Chez les phthisiques, dont le poumon droit est malade, le foie déborde souvent les fausses côtes de plus de deux travers de doigt qu'il ne fait ordinairement, non qu'il soit malade, mais parce qu'il est repoussé par le poumon ; c'est de quoi je me suis convaincu par le tact pendant la maladie, et ensuite par l'ouverture de quelques cadavres.

J'ai fait, en premier lieu, cette observation sur feu M. le duc de Chaulnes ; son foie débordait les fausses côtes de plus de trois travers de doigt, comme MM. Senac, Vernage et Bordeu l'observèrent.

Quelques personnes, ayant senti une dureté sous l'hypocondre droit, prétendirent que le foie était la seule partie affectée ; mais l'ouverture du corps prouva le contraire.

Une pareille résistance sous l'hypocondre droit n'en aurait-elle pas imposé au célèbre médecin Tronchin qui fut appelé pour traiter feu madame la Dauphine ? On sait qu'il la crut atteinte d'une maladie au foie, quoiqu'elle n'eût que le poumon malade.

Cependant, si les observations prouvent aussi que le foie descend dans les sujets qui ont quelque embarras dans la cavité droite de la poitrine, elles prouvent aussi que le foie remonte lorsque cet embarras diminue. C'est ce qu'on observe dans ceux qui ont eu quelque épanchement dans la poitrine ; à proportion qu'il s'est évacué, ou qu'il a été repompé, on a senti le foie se plonger sous les côtes.

Le foie remonte encore dans les phthisiques qui commencent à cracher ; nous en avons même vu qui se flattaient d'être guéris, parce qu'ils ne sentaient plus de dureté au-dessous des fausses côtes : trompeuse illusion ! Le diaphragme et le foie n'étaient remontés dans la poitrine, que parce que le poumon droit s'était dégagé, par les crachats, d'une partie du pus qu'il contenait ; mais il n'en était pas moins affecté mortellement.

Telles sont les observations que nous avons cru pouvoir communiquer à l'Académie, sur la position du foie dans les divers âges, dans quelques situations de notre corps, et dans certaines maladies de la poitrine.

Il nous paraît que le sujet de quelques-unes a échappé aux recherches des anatomistes, et que l'objet des autres a été plutôt entrevu qu'il n'a été prouvé ; et comme il convient de connaître parfaitement l'état sain d'un viscère, pour pouvoir mieux le traiter lorsqu'il est malade, j'ai fait précéder, dans ce Mémoire, des observations sur le foie dans l'état naturel, pour pouvoir détailler dans un autre Mémoire l'histoire de plusieurs altérations de ce viscère peu connues.

RAPPORT

Sur la mort du sieur LE MAIRE, et sur celle de son épouse, marchands de modes, à l'enseigne de la Corbeille galante, rue Saint-Honoré, causée par la vapeur du charbon, le 3 août 1774. [1]

L'ACADÉMIE a été frappée de la mort tragique dont ont péri le marchand et la marchande de modes de la Corbeille galante, rue Saint-Honoré; et, comme elle est toujours attentive à l'avancement des sciences, et sur-tout de celles qui ont pour objet la conservation de l'espèce humaine, elle m'a chargé de lui rendre compte de ce triste événement, et des causes qui peuvent l'avoir produit.

En conséquence, je me transportai, vers les cinq heures du soir le même jour de cet accident,

---

[1] Mémoires de l'Académie des Sciences, ann. 1775.

au lieu où s'était passée cette scène tragique. J'entrai dans une chambre de médiocre grandeur, qui n'était éclairée que par une seule croisée : les murailles en étaient couvertes d'une boiserie nouvellement peinte, mais qui n'exhalait aucune mauvaise odeur : elle était habitée depuis quelques semaines.

Au milieu de cette chambre étaient les deux corps morts, celui du marchand et celui de la marchande [1]. Ils avaient tous deux la face colorée, les yeux luisans, les membres flexibles, même la mâchoire inférieure ; leur peau était encore souple, et assez chaude ; leur bas-ventre était très-tuméfié.

Je fis diverses questions pour découvrir les causes d'un accident si funeste, et j'appris qu'il y avait un baigneur logé au-dessous ; que le tuyau de la cheminée de ce baigneur s'ouvrait dans celle de la chambre où avaient péri ces deux personnes ; que le baigneur avait allumé du charbon dans sa cheminée vers les cinq heures du matin, et qu'à sept heures on avait trouvé les deux sujets morts dans leur chambre, qui était pleine de fumée ; qu'on leur avait fait faire une saignée

---

[1] Il y avait aussi un petit chien qui avait été étouffé par la vapeur du charbon.

à la jugulaire, qu'on leur avait donné de l'émétique, et qu'on avait tâché de leur introduire de
la fumée de tabac par le fondement, etc. etc;
mais que tous ces secours avaient été inutiles.

Je connaissais les altérations qu'on trouve dans
les corps des personnes suffoquées par la vapeur
du charbon, tant d'après la lecture de divers auteurs qui se sont occupés de cet objet , que
d'après plusieurs ouvertures que j'avais faites
d'hommes et d'animaux morts de cette manière.

J'aurais cependant voulu m'assurer de nouveau, par l'ouverture de ces deux personnes, des
vraies causes de leur mort; car ce n'est qu'à force
d'observations que la médecine s'éclaire. Je solli-
citai les parens , pour qu'ils me permissent de
faire l'ouverture des corps morts : mes demandes
furent inutiles ; je m'attirai des menaces , et je ne
pus jamais les convaincre de l'utilité de cette opération. Alors je crus devoir m'adresser à M. de
Sartine, lieutenant-général de police, pour obtenir de lui la permission de faire cette ouverture.

Ce magistrat si zélé pour le bien public écrivit
en conséquence au commissaire du quartier, pour
me faciliter les moyens de faire ou de faire faire
l'ouverture des corps morts; mais les instances
de celui-ci furent également inutiles auprès des
parens, qui s'y opposèrent toujours sous des pré-

textes puérils et superstitieux; de sorte que je ne pus venir à bout de remplir les intentions de l'Académie, ni satisfaire l'envie que j'avais d'acquérir de nouvelles notions sur la cause de la mort des personnes suffoquées par la vapeur du charbon.

Cependant la mort tragique qui venait d'enlever ces deux époux, et qui moissonne tous les ans un si grand nombre de citoyens d'une manière aussi prompte qu'imprévue, cette triste mort fixa mon attention : je me rappelai mille histoires semblables ; et, comme je savais que plusieurs personnes, avec tous les signes de la mort, avaient été rappelées à la vie par divers moyens, et que je craignais que d'autres n'eussent le malheur d'être enterrées vivantes, je crus qu'il n'y avait rien de plus utile que de recueillir tous les moyens salutaires qui avaient été mis en usage, de les présenter à l'Académie et au Public, pour en faciliter l'exécution, et pour les faire connaître de plus en plus.

J'ai vu plusieurs fois employer des moyens pour rappeler à la vie des personnes suffoquées par des vapeurs méphitiques, plus dangereux encore que la cause contre laquelle on les employait ; et je ne doute pas que plusieurs de ces malheureuses victimes n'eussent revu le jour, si on leur avait administré les secours convenables, ou du moins si on eût laissé agir la nature, qui tend d'elle-même à sa conservation lorsqu'il lui reste encore quelques ressources.

Il est donc essentiel de tracer une méthode que l'on puisse suivre pour secourir promptement et avec succès les personnes frappées par des vapeurs méphitiques : il en périt un si grand nombre de cette manière, qu'on ne saurait trop s'occuper des moyens d'y remédier. En effet, il n'est point d'année que ces vapeurs n'enlèvent des citoyens à l'état, soit dans des chambres étroites, soit dans des lieux habités par trop de monde, et où l'air ne circule point assez librement, soit dans l'exploitation des mines et des carrières. L'on voit tous les jours des fossoyeurs et des vidangeurs étouffés de cette manière. Ces accidens sont encore fréquens dans les lieux où l'on fait le vin, principalement dans la Guienne et le Languedoc, etc.

Pour traiter cette question avec ordre, j'examinerai 1.° les altérations qu'on trouve dans les corps des personnes qui sont mortes suffoquées :

2.° J'exposerai les recherches que j'ai faites pour découvrir la cause qui les produit :

3.° Je traiterai ensuite des moyens qu'il faut employer pour rappeler à la vie ceux qui ont été suffoqués par cette espèce de vapeur.

OBSERVATIONS

Faites à l'ouverture du corps des personnes suffoquées par la vapeur du charbon, par celle des liqueurs en fermentation, et par celle d'autres vapeurs méphitiques.

Nous avons peu d'observations en ce genre ; mais celles qui ont été recueillies prouvent incontestablement que l'on trouve dans le corps des personnes suffoquées par des vapeurs méphitiques :

1.º Les vaisseaux du cerveau gorgés de sang, les ventricules de ce viscère quelquefois pleins d'une sérosité écumeuse, et quelquefois sanguinolente :

2.º Le tronc de l'artère pulmonaire est très-distendu par le sang qu'il contient, les poumons paraissent dans l'état à peu près naturel :

3.º Le ventricule droit et l'oreillette droite du cœur, les veines-caves et les veines jugulaires sont pleins d'un sang écumeux :

4.º On trouve souvent de la sérosité sanguinolente dans les bronches :

5.º Le tronc des veines pulmonaires et l'oreillette gauche vides, ou presque vides de sang; on trouve aussi pour l'ordinaire le ventricule gauche et le tronc de l'aorte vides de sang :

6.° Le sang que l'on trouve dans les endroits indiqués est fluide pour l'ordinaire et comme mousseux , il s'extravase aussi facilement dans le tissu cellulaire de la tête principalement, parce que c'est dans cette partie que le sang abonde :

7.° L'épiglotte des personnes mortes de suffocation est relevée, et la glotte ouverte et libre :

8.° Mais leur langue est extraordinairement épaisse, à peine peut-elle contenir dans leur bouche ; c'est ce que j'ai observé dans le cadavre d'un homme suffoqué par la vapeur d'un vin qui fermentait ; sa langue noircit et se gonfla extraordinairement en très-peu de temps. Une blanchisseuse qui avait été frappée par la vapeur du charbon, et qu'on croyait morte, étant revenue à la vie après avoir été exposée à l'air libre, se plaignit pendant long-temps d'une grande difficulté d'avaler ; elle disait que sa langue était si grosse, qu'elle ne pouvait la contenir dans la bouche.

Je la vis huit jours après l'accident, et je lui conseillai de se faire saigner à la veine ranine, et de se gargariser avec du vinaigre affaibli avec de l'eau ; elle ne se fit point saigner , mais elle retira un si grand avantage de l'usage du vinaigre, qu'elle fut bientôt guérie du gonflement de la langue, et de la difficulté d'avaler qu'elle avait éprouvée.

9.° Les yeux des suffoqués par des vapeurs méphitiques sont saillans, et, bien loin d'être ternes, ils conservent leur éclat jusqu'au deuxième et même jusqu'au troisième jour après la mort ; souvent leurs yeux sont plus luisans alors qu'ils ne l'étaient naturellement : observation très-importante et contraire à l'opinion de M. Winslow, qui a dit d'une manière trop générale que les yeux des mourans se couvraient d'une pellicule qui en trouble la transparence, car cela n'a lieu que dans ceux qui meurent après une longue agonie.

On peut aussi avancer que les yeux de tous les sujets qui ont péri par un coup de sang dans la tête, sont saillans et plus luisans que de coutume ; c'est ce que j'ai observé dans les apoplectiques que j'ai ouverts.

10.° Les corps des personnes suffoquées par des vapeurs méphitiques conservent long-temps leur chaleur ; elle est même quelquefois plus forte immédiatement après la mort que pendant la vie, *et que dans la parfaite santé*. Le célèbre de Haën [1] a fait cette observation sur des sujets

---

[1] Voyez principalement *Rationis medendi*, tom. II, édit. de Paris.

morts de différentes maladies; mais nous nous en sommes convaincus principalement dans quatre personnes mortes suffoquées, trois par la vapeur du charbon, et la quatrième par la vapeur du vin qui fermentait.

La chaleur se conserve aussi très-long-temps dans le corps des apoplectiques ; on a des exemples frappans de ce que j'avance. Je citerai, entre autres, celui du père gardien des capucins, mort subitement à Montpellier, il y a environ dix ans, et qu'on conserva très-long-temps sans l'ensevelir, parce que son corps était très-chaud. Les papiers publics ont fait mention, il n'y a pas long-temps, d'un événement à-peu-près semblable, arrivé à Vienne en Autriche. Enfin, les auteurs rapportent diverses observations qui prouvent que les corps des personnes mortes d'apoplexie, ou qui ont été tuées par des vapeurs méphitiques, conservent très-long-temps la chaleur.

11.º Les membres sont flexibles long-temps après la mort, et on peut leur faire faire tous leurs mouvemens avec la plus grande facilité; par conséquent un homme peut être mort sans avoir de la roideur dans les membres. [1]

---

[1] Voyez aussi une observation de M. Morgagni. *Epist.* 30 *, art.* 2.

12.° Le visage des personnes suffoquées par la vapeur du charbon, ou autres vapeurs méphitiques, est plus gonflé et plus rouge qu'à l'ordinaire ; les vaisseaux sanguins qui s'y distribuent sont gorgés de sang.

13.° Le cou et les extrémités supérieures sont quelquefois si gonflés, que ces parties paraissent enflées, sans cependant conserver l'impression du doigt, comme cela arrive dans l'œdème.

Tel est le résultat des observations qui ont été faites par divers anatomistes, et que j'ai faites moi-même sur le corps des personnes qui ont été suffoquées par la vapeur du charbon, des liqueurs en fermentation, de certains souterrains et de quelques mines. On pourra trouver plusieurs observations qui justifient ce que j'ai avancé, dans les ouvrages de M.rs Lansoni [1], Mead [2], Morgagni [3], et Lieutaud [4], Méseray [5], Sauvages [6], Haguenot [7], et dans divers autres qu'il serait trop long de citer ici.

---

[1] *Expositio mechanica venenorum.*

[2] *Opera omnia de venenis.*

[3] *De sedibus et causis morborum.*

[4] *Historia anatomico-medica.*

[5] Maladies des armées.

[6] *Nosologia method.*

[7] Sur le danger des inhumations dans les églises.

Divers animaux ont été soumis à des expériences. J'ai fait enfermer dans une caisse de bois,
tantôt un chien, tantôt un chat, et quelquefois
des oiseaux. J'avais fait pratiquer à cette caisse
une ouverture, à laquelle était adaptée l'extrémité
rétrécie d'un entonnoir ; le pavillon de cet entonnoir était inférieur, et recouvrait un réchaud
dans lequel on allumait du charbon, ou dans lequel on brûlait du soufre et des matières arséni-
cales. Tous les animaux qui ont été soumis à ce
genre d'expérience ont péri en très-peu de
temps : je les ai ouverts, et j'ai toujours trouvé
les vaisseaux du cerveau gorgés de sang, le ventricule et l'oreillette droite du cœur, ainsi que
les vaisseaux qui s'y abouchent, également pleins
de sang ; tandis que le ventricule gauche, l'oreillette et les veines pulmonaires qui lui correspondent, étaient vides ou ne contenaient presque point
de sang, mais ce sang était si raréfié qu'il était
mousseux : je ne l'ai jamais vu tel dans les hommes ni dans les animaux qui sont morts noyés ;
c'est cependant ce que le célèbre Meckel a avancé,
mais ce qui ne se trouve point confirmé par nos
observations ni pas nos expériences. [1]

---

[2] C'est depuis cette époque que les chimistes, et principalement Lavoisier, etc., ont fait de si étonnantes

OBSERVATIONS

Sur les effets du méphitisme dans l'homme et dans les animaux.

Telles sont les altérations qu'on trouve dans les corps des personnes qui ont péri par le gaz méphitique, et dont nous avons rendu compte

découvertes sur la nature des airs, et que le C.ᵉⁿ Portal a éprouvé qu'en versant de l'acide carbonique sur le cœur et sur les autres muscles, on détruisait leur irritabilité; ce qui l'a déterminé à penser que le méphitisme n'avait des effets si prompts et si fâcheux, qu'en produisant une espèce de paralysie du cœur.

Depuis cette époque, le C.ᵉⁿ Portal a aussi distingué l'état des asphixiés de ceux qui sont apoplectiques; les premiers sont réduits à l'état de mort apparente, sans pouls, au lieu que dans les apoplectiques on sent toujours le pouls, et même souvent il est plus fort que dans l'état naturel ; la respiration est aussi plus ou moins gênée et stertoreuse, au lieu que dans les méphétisés elle paraît suspendue. Le C ᵉⁿ Portal ayant fait part de ses observations sur les effets du méphitisme de l'homme et dans les animaux, dans un autre ouvrage, nous croyons devoir les rapporter ici, plutôt que de faire réimprimer ce qu'il a proscrit lui-même ; d'ailleurs ses nouvelles remarques ont donné lieu à quelque inversion dans l'ordre des moyens curatifs qu'il avait d'abord proposés contre l'asphixie.

dans les précédentes éditions de ce rapport à l'Académie, rédigé en forme d'instruction pour le public [1].

Mais, dans cette instruction, j'ai négligé d'entrer dans quelques détails sur la cause de ce genre de mort : soit que je voulusse me restreindre, pour plus grande brièveté, soit que je n'eusse pas alors assez de connaissance sur cette importante matière, j'invitai les physiciens de se livrer à ces recherches, ce qui n'a pas été sans succès. M. Troia, aujourd'hui chirurgien distingué de la cour de Naples, alors mon disciple, n'épargna pas ses soins pour les découvrir; il fit diverses expériences très-ingénieuses, dont il a rendu un compte exact dans le Journal de physique de M. l'abbé Rosier. M. Carminati, médecin de Padoue, plein de zèle pour les progrès de son art, s'en occupa en Italie avec succès, et publia un ouvrage dont nous avons profité pour nos recherches. M. Spalanzani, dont le nom est si bien connu, fit aussi

---

[1] On trouve plusieurs observations de ce genre dans les ouvrages de Lanzoni, *de venenis ;* de Mead, *expositio mechanica de venenis ;* de Morgagni, *de sed. et causis morborum ;* de Sauvages, *nosol. method.* de Lieutaud, *hist. anat. medica ;* de Méseray, *maladies des armées ;* d'Haguenot, *sur le danger des inhumations dans les églises,* Montpellier, 1748, in-4.ª

des expériences très-curieuses sur la nature et sur les effets du méphitisme.

Ces physiciens, ainsi que plusieurs autres que je ne cite pas, ont fait sur cet objet des découvertes utiles, et les ont rendues publiques par la voie de l'impression ; mais comme ils n'ont pas tous eu les mêmes résultats dans leurs expériences, et que même ils ont eu sur plusieurs points essentiels des avis différens, j'ai cru devoir les réitérer, pour pouvoir fixer mon opinion à cet égard.

Ce travail m'a conduit à des résultats sur les effets du gaz méphitique dans l'homme et dans les animaux, qui me paraissent d'autant plus curieux et utiles, qu'ils peuvent jeter quelque jour sur des points de physiologie intéressans , et qu'il conduisent à un bon traitement des suffoqués par le méphitisme.

Je ne rendrai pas ici un compte exact de ces expériences : ces détails nous conduiraient trop loin , et passeraient les bornes que nous devons nous prescrire dans cette instruction.

Ce qui frappe le plus dans la recherche des causes qui font périr les personnes affectées du gaz méphitique , c'est le volume du sang, c'est sa fluidité étonnante : est-ce la vapeur qui le pénètre? est-ce l'air qui s'y introduit ? ou n'est-ce que l'air propre au sang qui s'en dégage et se développe ? c'est très-difficile à résoudre.

On fait périr les animaux [1] dans des angoisses, dans des convulsions, et enfin en apoplexie, lorsqu'on introduit de l'air dans quelques-unes de leurs veines : c'est ce que nous avons éprouvé plusieurs fois, et particulièrement en 1771, dans un cours de physiologie expérimentale que nous avons fait au collége royal.

Mais si une petite quantité d'air, introduite dans la masse du sang des animaux vivans, peut produire tant de ravages, quels accidens ne doit pas occasionner la surabondance d'air telle qu'on la trouve dans les personnes qui ont péri par le méphitisme !

Le gaz méphitique pénètre sans doute le sang par le poumon : mais ce n'est peut-être pas encore par cette seule voie qu'il y parvient.

M. Troia assure avoir trouvé dans des ani-

____

[1] Les oiseaux exposés aux vapeurs du charbon y résistent long-temps, les quadrupèdes y périssent plus vite : les chats résistent davantage que les chiens ; nous en avons vu périr dans l'espace de deux secondes ; ils tombent dès que la vapeur méphitique les affecte, leurs membres sont agités par des mouvemens convulsifs, et ils périssent dans l'assoupissement le plus profond.

maux qu'il a fait périr par ce gaz méphitique, les bronches percées et déchirées d'une manière plus ou moins remarquable. Nous avons réitéré plusieurs de ces expériences, mais elles ne nous ont jamais offert les mêmes résultats.

Nous avons bien trouvé quelquefois des taches d'un rouge plus ou moins foncé sur la surface interne des bronches, mais nous nous sommes assurés que c'étaient des petites échimoses ; et, en effet, il n'est pas étonnant que, lorsque les vaisseaux du poumon sont gorgés d'un sang très-raréfié et dissous , il ne s'en extravase dans la membrane des bronches, comme il s'en épanche dans leur cavité et dans tout le tissu du poumon.

Ce sont sans doute ces échimoses qui en ont imposé à M. Troia, d'ailleurs observateur exact et très-judicieux.

L'on ne peut donc pas se convaincre par ces expériences de l'action des du gaz méphitique sur les bronches. J'avais cru qu'en tuant les animaux au moment où l'on voit qu'ils commencent à en être affectés , on trouverait plus d'air raréfié dans les vaisseaux du poumon que dans les autres; mais j'en ai également trouvé dans tous : sans doute que le développement de cet air se fait si promptement, que dans le même moment il est aussi abondant dans tous les vaisseaux; ce qui fe-

rait croire que ce n'est pas seulement par l'introduction d'un fluide dans le sang, mais encore par
quelque affection particulière, occasionnée par
le méphitisme sur les organes qui le contiennent, que l'air qui lui est propre entre ainsi en
expansion.

Mais par quelle voie les organes de la circulation pourraient-ils être affectés? Il n'est pas probable que ce soit par les pores de la peau, comme
quelques-uns l'ont voulu.

Je me suis convaincu par une expérience bien
simple, que c'était par le poumon que le gaz méphitique agissait sur les animaux : j'ai renfermé
deux chiens dans une cuve bien bouchée, et avec
laquelle communiquait le tuyau d'un poêle où l'on
brûlait du charbon; on avait adapté à cette cuve
un verre pour bien voir dans l'intérieur.

A l'un de ces chiens on avait attaché au mu-
seau une grande vessie pleine d'air; l'autre était
libre et respirait l'air de la cuve : ce chien périt
suffoqué en moins de trois minutes, tandis que
le chien qui ne respirait que l'air de la vessie, vécut plus de dix minutes.

J'ai réitéré la même expérience un seconde
fois, et je me suis convaincu que l'animal qui
respirait ce gaz méphitique mourait bien plus
vite que l'autre; ce qui prouve, ou que la mort

dépend de l'impression que le gaz méphitique fait sur les voies aériennes, ou que c'est par ces voies qu'il parvient dans l'intérieur du corps, où il exerce toutes ses fâcheuses impressions.

Mais, comme on ne trouve aucune altération dans la surface interne des bronches, capable d'occasionner la mort, on doit plutôt conclure que ce gaz méphitique parvient dans le sang par les dernières ramifications bronchiques, d'où il est transmis au cœur, sur lequel il agit d'une manière si fâcheuse.

J'ai, à cet effet, fait d'autres expériences sur les animaux vivans; j'ai ouvert la poitrine de deux grenouilles pour en découvrir le cœur.

A l'une de ces grenouilles on a de plus coupé la tête, et elle a été conservée à l'air libre.

L'autre grenouille a été exposée au gaz méphitique.

On a soigneusement examiné le cœur de ces animaux, et l'on a observé que celui de la grenouille, à laquelle on avait ôté la tête et qui était à l'air libre, a conservé ses mouvemens beaucoup plus long-temps que le cœur de celle qui était affectée du gaz méphitique.

J'ai réitéré cette expérience plusieurs fois sur des grenouilles; je l'ai réitérée sur des chats et des chiens, et elle m'a offert les mêmes résul-

tats, dans les grenouilles, cependant d'une manière plus sensible que dans les autres animaux ;
mais ce qui suffit pour prouver que les cœurs
des animaux tués par le gaz méphitique, perdent plutôt leur mouvement que lorsqu'ils périssent de toute autre manière.

M. Carminati s'est convaincu de la même vérité, par une multitude d'expériences qu'il a faites
à Padoue, et dont il a rendu compte dans un ouvrage très-curieux qu'il a publié en 1777. [1]

J'avais avant lui examiné l'effet des poisons
narcotiques sur le cœur de quelques animaux
vivans, et j'avais observé et fait observer à mes
disciples, au Collége royal, dans un cours de physiologie dont M. Colomb, docteur en médecine
de Montpellier, résidant à Lyon, a rendu compte
par la voie de l'impression en 1771 [2], que leur
cœur cessait plus tôt de se mouvoir que celui d'un
autre animal, sur lequel on ne versait pas de pareils poisons; ce que j'ai vérifié plusieurs fois depuis cette époque.

---

[1] *Bastiani Carminati, de animalium ex mephiticis
et noxiis halitibus interitu, ejusque propioribus
causis,* lib. XIII, 1777, pag. 140.

[2] Lettre sur un cours de physiologie expérimentale, fait au Collége royal de France en 1771.

J'avais aussi publiquement fait voir, la même année, (1771) que la teinture d'opium, versée sur le cœur d'une grenouille dont on venait de détacher la tête du corps, n'en ralentissait pas les mouvemens aussi promptement que lorsqu'on la versait sur le cœur d'une grenouille qu'on n'avait pas ainsi mutilée.

Expérience bien curieuse, et qui prouve que les narcotiques même versés sur le cœur n'agissent sur lui qu'après avoir affecté le cerveau de l'animal ; et sans doute qu'alors les nerfs cessant d'agir sur le cœur, celui-ci languit et meurt.

Le gaz méphitique produit les mêmes effets, et on pourrait bien le présumer par la ressemblance des symptômes qu'on observe dans l'homme et dans les animaux qui sont empoisonnés par les poisons stupéfians et par ce même gaz méphitique.

Mais celui-ci n'agit-il pas sur le cœur et sur les autres muscles immédiatement et sans le concours du cerveau ou des nerfs ? M.rs Carminati, Spalanzani et d'autres physiciens célèbres l'ont pensé ; ils ont vu les cœurs des grenouilles qu'on venait de séparer de leur corps, perdre beaucoup plus tôt leurs pulsations, lorsqu'ils étaient exposés au gaz méphitique, que ceux de même espèce, également séparés du corps et exposés à l'air libre.

Ces expériences si curieuses ont été réitérées plusieurs fois par divers anatomistes ; nous les avons aussi faites avec soin, et elles nous ont offert les mêmes résultats.

Mais il s'en faut de beaucoup qu'alors les cœurs détachés du corps des grenouilles perdent aussitôt leur mouvement que les cœurs de celles qu'on a exposées au gaz méphitique sans les avoir mutilées, et sur-tout sans leur avoir séparé la tête de leur tronc ; ce qui ferait croire que l'action que ce gaz méphitique exerce sur les cœurs détachés et sur les muscles en général, n'est point immédiate, mais qu'elle détruit l'influence que les nerfs ont sur eux, et dont l'irritabilité qu'ils possèdent est peut-être une émanation.

On trouve dans les corps des personnes et dans ceux des animaux qui ont été tués par le tonnerre, les mêmes altérations que dans ceux qui ont péri par le gaz méphitique ; ils ont les vaisseaux gorgés d'un sang écumeux et la même flexibilité dans les membres ; ils conservent aussi long-temps la chaleur : ce qui fait qu'ils paraissent être en vie, quoiqu'ils soient réellement morts depuis quelque temps.

J'ai vu en 1764, à Montpellier, une femme tuée par le tonnerre, dans une maison voisine du bureau de la poste aux lettres, qui conserva long-temps des couleurs vives au visage et une flexibilité extrême des membres ; on sentit pendant plus de vingt-quatre heures, en touchant l'extérieur de son corps, une chaleur étonnante, et qui parut même au tact, pendant plusieurs heures, plus grande qu'elle ne l'est pendant la vie ; observation que nous avons faite dans la suite sur les corps du marchand et de la marchande de modes, étouffés par le gaz méphitique. Nous ferons part dans la suite à l'Académie de quelques ouvertures des corps des personnes qui ont péri par le tonnerre, qui nous sont propres ou qui nous ont été communiquées, mais dont le résultat est qu'on trouve en elles les mêmes altérations que dans celles qui sont suffoquées par ce même gaz méphitique.

Qu'il nous suffise d'avoir prouvé que celles-ci ont leurs vaisseaux sanguins pleins d'un sang très-mousseux, et que ceux du cerveau sont aussi dilatés que ceux des personnes qui ont péri de l'apoplexie sanguine ; ce qui doit nécessairement donner lieu à la compression des nerfs à leur origine, et intercepter leur action sur les autres parties du corps en général, et sur le cœur en particulier ; et peut-être qu'encore le gaz méphitique agit immédiatement sur le système nerveux, et en détruit l'influence sur les autres parties du corps. Or, si l'on ajoute à ces causes si fâcheuses de mort, que le cœur perd l'irritabilité dont il jouit, et à la faveur de laquelle le sang le détermine à se contracter, ce qui produit et maintient la circulation, sans laquelle nous ne pouvons exister, qu'il tombe enfin dans l'inertie, on ne sera pas surpris que le gaz méphitique soit si délétère et qu'il tue presque dans l'instant.

Mais si cette mort est prompte, elle ne nous a pas paru violente; les animaux que nous avons exposés au gaz méphitique du charbon sont devenus calmes et tranquilles dès qu'ils en ont été saisis.

Ils n'ont plus fait des efforts pour sortir de la cuve, et ont même paru passer de l'état de violence où ils étaient d'être renfermés, à celui d'un bien-être remarquable. Nous avons plusieurs fois entendu des oiseaux chanter quelques instans avant la mort; ils paraissaient alors dans une espèce d'ivresse, vacillant un instant sur leurs pattes, et tombant doucement sur le côté.

Des hommes qui ont été asphixiés par le gaz méphitique, et qui ont été rappelés à la vie, m'ont dit avoir d'abord ressenti un léger mal de tête; mais que dans peu ils s'étaient trouvés dans un état de calme et de quiétude ravissans;

qu'ils avaient perdu leurs sensations, et qu'ils ne se ressouvenaient plus de rien.

S'il survient quelques légers mouvemens convulsifs avant l'asphixie, ils cessent quand elle a lieu, et toujours les muscles tombent dans le relâchement à la mort; c'est du moins ce que nous avons observé dans les suffoqués par la vapeur du charbon.

Tel est le précis des expériences que nous avons faites, ou d'après d'habiles physiciens ou d'après nous-mêmes; elles nous suffisent pour nous faire connaître le genre de mort des personnes suffoquées par le méphitisme, et l'avantage du traitement que nous avons proposé contre l'asphixie qu'elles occasionnent. [1]

Des secours qu'on doit administrer aux asphixiés. [2]

1.° Il faut exposer le corps des asphixiés au grand air, leur ôter les vêtemens sans craindre

---

[1] Observations sur les effets des vapeurs méphitiques dans l'homme. Mémoires de l'Académie des Sciences, année 1787.

[2] Le citoyen Portal n'ayant parlé que d'une manière générale du traitement des asphixiés, dans ses

le froid. L'observation prouve que la chaleur est alors plus préjudiciable qu'utile, elle n'est déjà que trop grande dans ces sujets, sans qu'il faille l'augmenter ; ils ont besoin de l'air vital, c'est pourquoi il faut promptement les porter dans la cour, dans la rue, dans un jardin, enfin à l'air libre, à moins qu'en ouvrant les fenêtres et les portes de la chambre, on ne puisse y établir plusieurs courans d'air. [1]

---

deux Mémoires à l'Académie des Sciences, nous avons cru devoir extraire de sa dernière instruction cet article *, les secours y étant plus méthodiquement et plus clairement détaillés.

* Instruction sur le traitement des asphixiés , par le méphitisme, etc. etc. publiée par ordre du gouvernement républicain, sous la présidence de Carnot, l'an IV de la république française.

[1] Mais si le lieu, dans lequel des individus auraient été asphixiés, était tellement méphitisé, qu'on ne pût y pénétrer sans danger pour les en retirer, tel qu'un caveau, une fosse, une mine, une cave, il faudrait y faire des aspersions d'eau de chaux, comme serait, par exemple, celle dans laquelle, sur dix pintes d'eau commune, on aurait fait dissoudre demi-livre de chaux ; l'expérience a prouvé qu'elle était très-propre à en détruire complétement le méphitisme.

L'expérience a encore prouvé que des projections

2.º L'expérience a prouvé que l'usage des acides était très-salutaire; c'est pourquoi on doit faire avaler, s'il est possible, à l'individu asphixié, du vinaigre affaibli avec trois parties d'eau; on doit aussi le lui donner en lavement avec beaucoup d'eau froide ; les frictions faites avec le vinaigre ont été souvent utiles. J'ai vu des personnes incommodées de vives douleurs de tête, pour s'être exposées à la vapeur du charbon, que l'usage du vinaigre a toujours soulagées. Sauvages le recommande avec raison contre toutes les espèces de méphitismes.

3.º C'est une mauvaise méthode de mettre les suffoqués dans des lits de cendre, comme on le

---

d'eau simple avaient été si heureusement faites dans des lieux contenant diverses personnes asphixiées, que non seulement elles en avaient détruit le méphitisme, mais même qu'elles avaient été le vrai remède des personnes qui y étaient asphixiées. Nous en avons cité plusieurs exemples dans notre rapport sur le gaz méphitique, et entre autres celui qui nous a été communiqué en 1774, par le citoyen Bonafos, lequel connaissant les avantages des aspersions d'eau froide sur les asphixiés, que je venais de recommander, crut devoir faire jeter plusieurs seaux d'eau dans la cave méphitisée, où plusieurs personnes descendues successivement étaient restées asphixiées; elles furent ainsi rappelées à la vie.

pratique pour les noyés ; il faut au contraire jeter de l'eau froide sur leur corps : Borel l'a fait
avec succès ; Sauvages le recommande dans sa
Nosologie, et c'est ce qui est conforme à la théorie
et à l'observation ; le sang, dont les vaisseaux
sont gorgés, étant raréfié, il vaut mieux le con-
denser par une liqueur froide, que de le raréfier
davantage par l'application de corps chauds. Aussi
l'administration des liqueurs spiritueuses est-elle
très-préjudiciable aux malheureux qui ont été
exposés au méphitisme.

4.º Si ces secours n'opèrent aucun effet salutaire, et si l'asphixié se trouve dans un profond
assoupissement, sans pouvoir avaler la boisson,
il faut recourir à la saignée. Celle du pied est
d'abord préférable ; il faut la réitérer, sur-tout si
l'assoupissement continue ; mais si celui-ci est
extrême, et que le visage soit rouge, les lèvres
gonflées, les yeux saillans, et qu'il y ait beaucoup
de chaleur à la peau, il ne faut pas balancer de
pratiquer la saignée de la jugulaire.

5.º Un abus qu'on commet très-souvent, c'est
de prescrire l'émétique dans ces cas ; rien n'est
plus propre à déterminer le sang vers le cerveau
que le vomissement ; les asphixiés auxquels on a
prescrit l'émétique reviennent rarement à la vie.
Le célèbre Morgagni blâme l'usage des vomitifs

dans la plupart des apoplexies; l'émétique est aussi nuisible dans le cas d'une asphixie par le méphitisme: il n'y a point alors d'évacuation à opérer; l'irritation qu'on produit, et les mouvemens de l'estomac qu'on suscite, aggravent la cause de la maladie, au lieu de concourir à la dissiper.

6.° L'introduction de la fumée de tabac par le fondement n'est d'aucune utilité; pour quelques atomes de cette fumée qui s'insinuent dans le canal intestinal, il y pénètre une grande masse d'air qui se développe en se raréfiant. Alors l'estomac et les intestins se distendent, refoulent le diaphragme vers la poitrine; ce qui produit une compression sur le poumon, augmente l'engorgement de ce viscère, et s'oppose à l'introduction de l'air dans les bronches, et à l'expansion du poumon, sans laquelle l'asphixié ne peut être rappelé à la vie. On doit suppléer à la fumée de tabac par les lavemens irritans [1], plus efficaces et sans inconvéniens.

7.° Si les secours dont nous parlons étaient inutiles, il faudrait introduire de l'air dans la trachée-artère pour gonfler les poumons. Le but principal qu'on doit se proposer pour rappeler à

---

[1] Selon *Carminati*, la fumée de tabac étant narcotique, est plutôt nuisible qu'utile.

la vie les personnes asphixiées par l'air méphitique , c'est de lever l'obstacle qui s'oppose à la
circulation du sang dans le poumon. Ce fluide
est le véritable *stimulus* de la circulation ; il s'insinue dans les veines pulmonaires, parvient dans
le cœur, et l'irrite ; le ventricule gauche recouvre
ses mouvemens, et donne l'impulsion à la circulation : c'est ainsi qu'ont été rappelées à la vie
plusieurs personnes qu'on avait crues mortes
asphixiées.

C'est en soufflant dans la trachée-artère que
quelques anatomistes ont ranimé le mouvement
du cœur des animaux qui paraissaient morts.
Wepfer a assuré qu'il n'y avait pas quelquefois
de meilleur moyen, pour rappeler un homme à
la vie, que de souffler dans le poumon ; c'est de
quoi nous nous sommes convaincus par l'expérience sur des animaux méphitisés, et sur d'autres
que nous avions noyés.

Il y a deux moyens d'introduire l'air dans les
bronches : le plus sûr c'est de faire une ouverture à la trachée-artère et d'y introduire un tuyau
à vent. Il ne faudra néanmoins y recourir que
lorsqu'on aura inutilement tenté de souffler dans
l'une des narines avec un tuyau, et en comprimant l'autre. L'air s'insinue alors dans la glotte,
et y passe presque avec autant de facilité que si

le canal dont on se sert pour le pousser dans les poumons et celui de la tranchée-artère étaient continus.

8.° On peut aussi promener légèrement la barbe d'une plume dans les narines pour y exciter une irritation utile ; les alkalis volatils, poussés par insufflation, avec une pipe ou autre tuyau, peuvent être aussi très-efficaces.

On doit mettre la plus grande célérité dans l'administration des secours que nous proposons ; le temps presse, et plus on tarde, plus on doit craindre qu'ils ne deviennent infructueux.

9.° Si tous ces secours étaient insuffisans, on pourrait encore appliquer les ventouses en divers endroits du corps ; mais on doit peu compter sur ce moyen, quand ceux que nous avons déjà conseillés n'ont pas réussi. Enfin, il faut faire quelques scarifications à la plante des pieds, pour s'assurer s'il y a encore quelque reste de sensibilité. C'est par cette épreuve qu'on a quelquefois reconnu que la vie existait, quoiqu'il y eût toutes les apparences de la mort.

MÉMOIRE

Sur quelques maladies du foie qu'on attribue à d'autres organes; et sur les maladies dont on fixe ordinaiment le siége dans le foie, quoiqu'il n'y soit pas. [1]

De toutes les maladies qui affligent l'homme, il n'en est guère de plus dangereuses que celles dont on ignore le siége.

Chaque viscère a une texture qui lui est propre; il est sujet à des affections dont les autres sont exempts, et il se rétablit d'une manière qui lui est particulière : or, comme le grand art du médecin, dans le traitement d'une maladie, est d'aider la nature, il n'y parviendra que lorsqu'il connaîtra parfaitement le siége de la maladie.

Le foie, qui remplit des fonctions si importantes dans l'économie animale, est un des organes dont on connaît le moins les altérations; tantôt on lui

[1] Mémoires de l'Académie des Sciences, ann. 1777.

attribue des maladies dont il n'est point atteint , et quelquefois on méconnaît celles qui ont leur siége dans ce viscère, au point de les croire dans des parties qui sont dans l'état le plus naturel.

De telles méprises sont cependant de si grande conséquence, qu'elles ont coûté la vie à des malades, qu'on eût facilement guéri si on eût connu le véritable siége de leurs maux.

Mais comme on ne parvient souvent à la connaissance de la vérité que par celle de nos erreurs, j'ai tâché de les découvrir par l'ouverture des corps : si jamais l'anatomie est utile au médecin, c'est quand elle l'éclaire sur ses propres fautes.

Les épanchemens dans la cavité droite de la poitrine, et les engorgemens des lobes du poumon qu'elle renferme; causent un tel dérangement dans la situation du foie, qu'on l'a souvent accusé d'obstruction quoiqu'il fût dans l'état le plus naturel.

Un homme d'un tempérament sec et irritable, et qui s'était livré aux exercices de sa profession, maigrit sans cause apparente, et tomba dans un dégoût des alimens, qu'on ne put dissiper; il devint un peu jaune, mais il n'y avait ni toux ni douleur à la poitrine : un médecin qu'il consulta crut le siége de la maladie dans le foie, et prescrivit des remèdes qui n'eurent aucun effet salutaire.

Appelé en consultation, je crus devoir m'assurer par le tact de l'état des viscères du bas-ventre; je découvris en effet une tumeur sous les fausses côtes droites, et j'en fixai le siége dans le foie; je confirmai par mon opinion celle du médecin ordinaire, et nous prescrivîmes des bains et des apéritifs plus puissans que ceux qui avaient été administrés: cependant la maladie, bien loin de céder à leur usage, augmenta de jour en jour; la fièvre s'alluma, devint continue, la respiration fut très-difficile; il s'établit un cours de ventre colliquatif, et le malade périt dans le marasme.

On observera qu'il ne se plaignit jamais d'aucune douleur à la poitrine, qu'il n'y eut point de toux ni crachement de matières purulentes, circonstances qui me fortifiaient dans l'opinion où j'étais sur le siége de la maladie dans le foie; je dirai même que je la croyais si sûre, que je ne fis l'ouverture du corps, que parce que j'étais alors dans l'habitude d'ouvrir ou de faire ouvrir tous ceux à qui mes soins n'avaient pu sauver la vie; mais quelle fut ma surprise lorsque je trouvai le foie dans le meilleur état: c'était dans les poumons que la maladie avait eu son siége; ils étaient pleins d'obstructions formées par une substance scrofuleuse, dont les glandes bronchiques étaient engorgées, altération très-fréquente dans les phthisiques, et à laquelle on fera peut-être un jour plus d'attention que l'on n'a fait jusqu'ici.

Il y avait dans le poumon droit plusieurs abcès qui communiquaient ensemble, et dont il s'écoula plus d'une demi-bouteille de liqueur purulente : le volume de ce poumon nous parut si considérable avant de l'ouvrir, qu'il refoulait le diaphragme vers la cavité du bas-ventre ; le foie était par conséquent plus bas qu'il n'est naturellement, et faisait au-dessous des fausses côtes droites la saillie qu'on avait prise pour une grande obstruction.

C'est sans doute de cette manière que se sont grandement trompés des médecins très-célèbres, et dont il a été fait mention dans les Mémoires sur la situation du foie, Académie des Sciences, année 1773. [1]

Les erreurs sont pour nous de véritables leçons ; si elles ne nous montrent pas la route qu'il faut suivre, du moins nous font-elles connaître celles qui peuvent nous égarer. Instruit par mes propres fautes et par celles de plusieurs médecins praticiens, je me suis convaincu que le foie fait une grande saillie au-dessous des fausses côtes de tous les phthisiques, tant que le poumon droit est engorgé, et qu'il remonte sous ces mêmes côtes

---

[1] Voyez ci-dessus, page 196, de ce recueil.

à proportion que la matière de l'engorgement est évacuée par l'expectoration : observation importante ; c'est ce dégorgement de l'hypocondre droit qui a souvent concouru à fortifier les médecins dans l'erreur où ils étaient sur le siége de la maladie.

Les apparences ne concourent pas moins à nous égarer que le fond même des maladies : dans les engorgemens du poumon gauche on sent aussi une résistance au-dessous des fausses côtes du même côté, produite par la rate qui est alors refoulée vers le rein ; mais comme le volume de la rate est moindre que celui du foie, et qu'elle se trouve plus profondément enfoncée sous les côtes, la résistance qu'on sent au-dessous de l'hypocondre gauche n'est jamais si grande qu'elle l'est du côté droit ; ce sont des faits qu'il faut savoir pour ne pas attribuer à la rate des altérations qui auraient leur siége dans le poumon gauche.

Tous les jours on croit sentir, par le tact, des obstructions dans les hypocondres de ceux qui ont quelque engorgement des poumons, ce qui fait qu'on néglige de traiter la maladie dont ils sont atteints pour traiter celle qui n'existe pas : les ouvrages de Baillou, Bonet, Morgagni, Lieutaud, sont pleins de pareilles méprises ; mais aucun de ces auteurs n'en a fait connaître

la cause par des observations suivies et bien constatées.

Autre genre de méprise qu'on commet fréquemment, c'est de croire le foie malade toutes
les fois qu'il y a jaunisse : il est vrai que cette maladie survient dans beaucoup d'affections de ce viscère; mais comme il y en a qui ne sont point suivies
de jaunisse, ainsi que l'ont prouvé M.rs Morgagni,
Lieutaud et divers autres médecins, la jaunisse
survient aussi à des sujets qui ont le foie très-
sain, et chez lesquels la secrétion de la bile se
fait de la manière la plus régulière.

Nous nous sommes assurés, par diverses observations, que la bile passe quelquefois des intestins grêles dans les vaisseaux lactés, d'où elle
parvient dans le sang et dans les diverses parties du
corps humain.

J'ai fait l'ouverture de diverses personnes qui
avaient péri à la suite de quelques maladies du
canal intestinal, telles que le volvulus, les hernies
avec étranglement; les constipations qui proviennent des engorgemens des intestins par des matières fécales, par des obstructions qui compriment
ou rétrécissent le canal intestinal; la bile trouve
alors un obstacle qui s'oppose à son libre cours,
s'insinue dans les vaisseaux lactés, d'où elle parvient dans le sang.

Dans divers sujets qui avaient péri de la sorte, et qui avaient eu la jaunisse, j'ai trouvé les vaisseaux lactés pleins d'une liqueur jaune, amère au goût, qui s'enflammait en pétillant lorsqu'on la jetait sur les charbons allumés : je n'ai jamais eu une assez grande quantité de cette liqueur pour la soumettre à d'autres épreuves ; mais les propriétés que je lui ai observées la caractérisaient assez pour nous la faire regarder comme de la bile.

Les enfans qui viennent de naître éprouvent une jaunisse remarquable ; elle dépend, suivant M. Morgagni, des changemens que la circulation du sang éprouve dans le foie après la naissance, et divers médecins ont adopté cette opinion : « Le « sang, disent-ils, qui parvenait au foie dans le « fœtus par deux grosses veines, la veine-porte et « la veine ombilicale, n'y parvient plus après la « naissance que par la veine-porte, le tronc de la « veine ombilicale étant oblitéré; cependant comme « les rameaux de cette veine communiquent avec « ceux de la veine-cave, le sang que ceux-ci contiennent coule dans les rameaux de la veine « ombilicale, de sorte que les veines qui étaient « dans le fœtus des rameaux de la veine ombi- « licale, sont dans l'enfant des rameaux de la « veine-porte. »

On a conclu qu'un pareil changement de la circulation du sang dans le foie causait la jaunisse des nouveaux-nés ; mais à cette cause de la jaunisse, qui peut être réelle, on doit y en ajouter une autre qui s'y joint, ou qui peut-être même occasionne seule la jaunisse, c'est la filtration de la bile des nouveaux-nés dans les vaisseaux lactés et dans le canal thorachique, d'où elle se mêle avec le sang.

J'ai ouvert les corps de trois enfans qui étaient morts peu de temps après la naissance, et qui avaient encore la jaunisse, et j'ai trouvé leurs vaisseaux lactés et leur canal thorachique pleins d'une liqueur semblable, par sa couleur, par son goût et par son inflammabilité, avec la bile qui était dans la vésicule du fiel ; cette bile cystique était en très-petite quantité, au lieu qu'elle remplit la vésicule du fiel, au point d'en distendre les parois dans les fœtus ou dans les enfans qui viennent de naître, et qui n'ont pas encore eu la jaunisse ; c'est cette bile contenue en grande quantité dans la vésicule du fiel qui coule abondamment dans l'intestin *duodenum ;* au moment ou peu de temps après la naissance elle parvient dans le sang par les voies lactées, et donne vraisemblablement lieu à la jaunisse ; la bile trouve alors d'autant plus de facilité à s'in-

sinuer dans les vaisseaux lactés, que les intestins sont remplis d'une plus grande quantité de
méconium; et ce qui le prouve, c'est que la
jaunisse ne survient pas quelquefois, ou qu'elle
est très-légère dans les enfans qui rendent facilement le *méconium* peu de temps après leur
naissance, soit naturellement, soit à l'aide de
quelque léger purgatif.

L'expulsion de la bile cystique dans l'intestin
duodenum, après la naissance, est sans doute
l'effet des contractions du diaphragme et des muscles abdominaux, qui sont alors très-apparentes;
c'est cette même cause qui détermine l'écoulement des urines des nouveaux-nés.

Il paraîtrait, d'après ce qui a été dit, qu'il y a
des jaunisses qui ne dépendent nullement des altérations du foie, mais qui peuvent provenir de
ce que la bile reflue dans le sang par la voie des
vaisseaux lactés ; ce qui est contraire à l'opinion
reçue, et ce qui doit bien des fois nous déterminer à préférer, dans le traitement de la jaunisse,
l'usage des purgatifs à celui des apéritifs.

J'ai fait des expériences sur des animaux vivans,
qui peuvent trouver place dans ce Mémoire, par
le rapport qu'elles ont avec la matière qui en fait
le principal objet : dans quelques-uns, j'ai lié les
intestins grêles à une certaine distance de l'inser-

tion du canal cholédoque, et j'ai vu cinq ou six heures après le blanc de leurs yeux devenus d'un jaune plus ou moins foncé ; ces animaux périssaient de la gangrène du canal intestinal ; mais si on les ouvrait dès qu'on voyait que leurs yeux étaient jaunes, on trouvait leurs vaisseaux lactés, les réservoirs et le conduit du chyle pleins d'une véritable bile. J'ai lié le canal cholédoque de quelques autres chiens, et la jaunisse n'a pas manqué de se manifester bientôt ; la même affection a eu lieu dans les animaux auxquels j'avais lié le canal hépatique, mais elle n'est nullement survenue dans plusieurs chez lesquels j'avais pratiqué la ligature sur le canal cystique ; ce qui confirme de plus en plus l'opinion de M. Morgagni, qui prétendait que les plus grandes altérations de la vésicule du fiel ne donneraient pas lieu à la jaunisse, et que si elle survenait alors, c'était parce que le foie était également malade.

Cette expérience fournit aussi un surcroît de preuves à l'opinion de Fallope, renouvelée par M. Lieutaud, que la bile ne parvient pas directement du foie à la vésicule du fiel, mais qu'elle y reflue par le canal cystique.

Si l'on attribue au foie des maladies dont il n'est point affecté, il en est qui ont leur siége dans ce viscère, et qu'on attribue fréquemment à d'autres.

On sait que le foie est contigu au diaphragme, au rein droit, au colon et à l'estomac qu'il recouvre en partie; ce sont ces viscères qu'on croit souvent altérés, quoiqu'ils soient sains, et lorsque le foie est le seul qui soit affecté; mais comme l'histoire de ces erreurs se trouve discutée en divers endroits des ouvrages de MM. Morgagni et Lieutaud, et qu'il ne s'agirait que de les rapprocher pour en former un tableau intéressant, nous ne traiterons ici que de quelques objets qui ont échappé à leurs recherches, ou qui méritent d'être approfondis.

Le foie est sujet à divers engorgemens qui donnent lieu à des vomissemens dont on méconnaît ordinairement la cause : je vais le confirmer par les deux observations suivantes.

Une femme, ouvrière en linge, demeurant rue de la Tixéranderie, d'une constitution sèche et très-irritable, ressentit une douleur dans la région épigastrique, qu'on ne put calmer par aucun remède ; cette douleur devint très-vive, et bientôt accompagnée de vomissemens si fréquens et si opiniâtres, que la malade rendait les alimens après les avoir pris. Des médecins célèbres qui furent immédiatement appelés crurent le siége de la maladie dans l'estomac ; ils prescrivirent les stomachiques amers, et n'oublièrent aucun des anti-

émétiques connus ; mais tous ces remèdes n'em-
pêchèrent pas les progrès de la maladie : la fièvre
lente survint, et cette femme périt dans l'atrophie.

J'assistai à l'ouverture du corps, et je vis que
l'estomac, qu'on croyait considérablement altéré,
était dans le meilleur état ; ses orifices n'étaient
nullement rétrécis ; il n'y avait aucun gonflement
dans leurs bords, et le corps de l'estomac était parfaitement sain ; le pancréas et tous les autres viscères du bas-ventre, à l'exception du foie, étaient
sans aucune altération : le volume de ce viscère
était considérablement augmenté, sur-tout le petit
lobe et le lobe horizontal du foie; ces deux parties
avaient pris un tel accroissement, qu'elles comprimaient l'estomac, et qu'elles en rétrécissaient considérablement le pylore; la substance du petit lobe
et du lobe moyen du foie était si mollasse qu'elle
ressemblait à du miel un peu concret, telle enfin
que celle des loupes, qu'on nomme meliceris. C'est
à cette altération du foie qu'il fallut rapporter la
cause des vomissemens ; l'estomac, irrité et comprimé par le foie, ne pouvait contenir les alimens ;
à peine parvenaient-ils dans la cavité de ce viscère,
que ses parois se contractaient pour s'en débarrasser par le vomissement; ce qui a donné lieu enfin
à la fièvre lente, à l'atrophie et à la mort.

Les auteurs peuvent avoir rapporté des obser-

vations fort analogues à celle que je viens d'exposer ; mais je doute que personne en ait fait une
application plus heureuse que je le fis quelques
années après : madame la marquise d'Épagny,
qui demeurait pour lors à l'abbaye des religieuses
de Port-Royal, se plaint de maux d'estomac ; les
remèdes qu'on lui donne sont inutiles ; elle tousse,
maigrit et éprouve de la gêne dans la respiration ;
le flux périodique n'est point altéré ; les vomissemens surviennent et augmentent au point que la
malade ne peut rien prendre sans le vomir tout
de suite ; ses jambes s'enflèrent, la fièvre lente
survint, et elle était réduite au dernier degré de
marasme.

Depuis deux mois que les vomissemens conti-
nuaient, MM. Vernage, Bordeu, Mahony et les
autres médecins, qui avaient vu la malade, n'a-
vaient cessé de prescrire les stomachiques les plus
actifs et les anti-émétiques les mieux éprouvés,
mais avec si peu de succès, que les vomissemens
augmentèrent au lieu de diminuer.

Plusieurs de ces médecins avaient abandonné la
malade, la croyant sans ressource, lorsque je fus
appelé pour la voir : l'état où je la trouvai me parut
d'abord désespéré ; cependant, ayant voulu m'assurer par le tact du siége de la maladie, je fus bien
surpris de trouver le foie extraordinairement

gonflé, et sur-tout la portion de ce viscère qui occupe la région épigastrique ; cette altération reconnue, je ne doutai pas qu'elle ne fût la cause des vomissemens fréquens qui exténuaient la malade. Je changeai alors le systême du traitement ; j'ordonnai le kermès en petite dose, comme on est dans l'usage de le donner dans certains temps de quelques fluxions de poitrine ; et ce remède, qui très-souvent produit à très-petites doses des nausées et même des vomissemens, fit un effet si contraire, que les vomissemens dont madame la marquise d'Épagny était affectée depuis plus de deux mois, furent dissipés en peu de jours : je continuai l'usage des apéritifs ; la terre foliée de tartre fut prise dans une infusion de menthe, à la dose d'un ou de deux gros par jour ; les selles devinrent très-bilieuses, et la malade fut rappelée d'une mort presque assurée à la santé la plus parfaite.

La guérison de madame la marquise d'Épagny est d'autant plus mémorable, qu'elle a donné lieu à celle de plusieurs personnes, que des vomissemens produits par la même cause auraient immanquablement conduites au tombeau : je les ai traitées de même et avec un succès égal.

Je ne rapporte pas ces observations, pour plus grande briéveté ; je ferai seulement observer que, dans l'un de ces cas, je fis prendre le tartre stibié dans de l'eau de menthe et dans du suc de limon, en petite dose, comme on le fait dans le traitement de quelques fièvres, et que je parvins par ces moyens à arrêter des vomissemens que les remèdes vulgairement connus sous le nom d'anti‑émétiques n'avaient pu ralentir.

Les médecins savent que le tartre stibié, administré sous cette forme, est un des plus puissans atténuans et un des apéritifs les plus efficaces qu'on connaisse : il a agi dans ce cas-ci en dégorgeant le foie : et comme les vomissemens étaient l'effet de la compression qu'il exerçait sur l'estomac par son excès de volume, ils ont diminué à proportion que le foie s'est débarrassé des matières dont il était engorgé.

Une autre altération du foie, dont M. Morgagni a fait mention, presque inconnue des autres médecins, mais que nous avons eu occasion d'observer, ce sont les hémorragies de ce viscère par le canal cholédoque : j'avais déjà trouvé, dans six ou sept sujets disséqués dans mon amphithéâtre, les conduits biliaires et les intestins grêles pleins de sang, lorsque je fus chargé de donner mes soins à une personne, (c'était un domestique de madame la marquise de Cambis,) qui était atteinte d'une inflammation du foie des plus vives, et qui avait été très‑négligée dès son origine. Malgré les di-

verses saignées qui furent pratiquées, le malade
rendit par la bouche beaucoup de sang noir et
concret; il en rendit aussi par le fondement, et
l'on sentit le volume du foie décroître à proportion
que cette évacuation continuait; la respiration devint plus facile, et la douleur vive que le malade
avait éprouvée au cou, vers l'origine du nerf dia-
phragmatique, s'affaiblit et disparut; cependant le
sang que le malade rendait parut mêlé de stries
purulentes; la fièvre lente s'alluma, et le domestique périt dans peu.

L'on se convainquit par l'ouverture du corps,
que la maladie avait eu son siége dans le foie, et que
toutes les autres parties du corps étaient saines; le
foie était si volumineux, qu'il occupait presque
plus du double d'espace que de coutume; sa couleur était d'un noir très-foncé, et sa substance était
putréfiée; il y avait plusieurs abcès dans l'intérieur
de ce viscère qui communiquaient ensemble; les
canaux hépatique et cystique, la vésicule du fiel,
le canal cholédoque et les intestins grêles étaient
pleins de sang et de pus.

Les hémorragies du foie ne sont pas toujours
aussi fâcheuses que l'a été celle dont nous venons
de parler; au contraire, elles sont quelquefois si
utiles qu'elles préservent ce viscère d'inflammation, ou qu'elles la dissipent, si elle a lieu, par la

bouche et par la voie des selles : c'est de là que provenaient les matières noires que le malade avait
rendues.

Un jeune étudiant en droit, qui s'était livré à
divers excès, est atteint d'une fièvre des plus aiguës,
et se plaint d'une vive douleur dans l'hypocondre
droit, qui était considérablement tuméfié ; ou ne
pouvait lui toucher la région épigastrique qu'il ne
poussât les hauts cris ; des nausées surviennent, et
bientôt le malade rend par haut et par bas une si
grande quantité de sang, qu'on l'évalua à deux
livres : cette hémorragie produisit un effet salutaire, l'hypocondre s'affaissa ; les douleurs cessèrent,
la fièvre se dissipa, et le malade recouvra la plus
parfaite santé.

Le sang qu'il a rendu provenait-il seulement
du foie, ou ne venait-il pas en même temps des
vaisseaux de l'estomac, ou des intestins ? On ne
peut rien dire de positif à ce sujet ; mais l'ouverture du corps dont nous avons rapporté le résultat ci-dessus pouvait faire croire qu'il venait du
foie seulement.

Les hémorragies du foie par le canal cholédoque sont bien plus difficiles à connaître ; lorsqu'elles sont très-petites et qu'elles surviennent
à divers temps, alors le sang se mêle quelquefois
avec la bile ou avec le suc gastrique, et sort par

la bouche plus ou moins altéré. Les médecins se trompent sur la source qui le fournit ; ils supposent, traitent même des maladies du poumon qui n'existent pas : j'ai l'exemple de deux méprises de cette sorte, dont je me suis assuré de la manière la plus convaincante, par l'ouverture du corps ; j'en supprime les détails pour abréger ce Mémoire.

Je dirai aussi, avant de le finir, que j'ai vu des gonflemens énormes de la rate, heureusement terminés par une grande hémorragie. M. Aublet, célèbre botaniste, portait depuis long-temps une tumeur du côté gauche du bas-ventre, qui paraissait s'enfoncer sous les fausses côtes ; il avait les jambes enflées, et la respiration très-gênée ; je fus consulté, et, après un mûr examen de la tumeur, je crus qu'elle avait son siége dans la rate; mais celle-ci était fort dure, je n'aurais osé soupçonner qu'elle fût principalement produite par du sang, comme l'événement le prouva. M. Aublet en rendit, au moment qu'il était le moins incommodé de sa tumeur, une si grande quantité, par haut et par bas, qu'on évalua la quantité à plus de six pintes.

La tumeur de l'hypocondre fut entièrement dissipée par cette hémorragie, et sans doute que le sang qui la formait se vida dans l'estomac par le moyen des vaisseaux courts [1], et par les veines correspondantes : quoi qu'il en soit, M. Aublet recouvra la plus parfaite santé par cette hémorragie ; cependant je lui conseillai de se faire saigner toutes les fois qu'il sentirait quelque gonflement dans l'hypocondre gauche, ce qu'il a fait depuis et avec un tel succès, qu'il a vu sa tumeur s'affaisser à proportion qu'il se faisait tirer du sang ; s'il néglige ce secours, ou qu'il fasse quelque exercice plus grand que de coutume, la rate se gonfle et se remplit de sang, jusqu'à ce que ce fluide fasse irruption dans l'estomac.

Telles sont les observations que je m'étais proposé de communiquer aujourd'hui à l'Académie : quelques-unes d'elles sont nouvelles, et d'autres tendent à constater des points de doctrine si peu connus, qu'ils sont l'écueil ordinaire des médecins ; les fautes que j'ai vu commettre par les plus habiles, sans qu'ils les eussent même soupçonnées, leurs décisions hasardées et démenties par l'événement, les remèdes qu'ils prescrivent avec une aveugle

[1] Le citoyen Portal a changé d'opinion dans la suite sur la source de ce sang, comme on le verra en lisant son Mémoire sur le *melena* imprimé à la fin de ce recueil ; ce médecin prouve que le sang découle alors immédiatement des artères et non des veines.

confiance, leurs opinions fausses et accréditées sur les maladies du foie, prouvent malheureusement trop combien ils sont peu avancés dans la connaissance du siége de ces maladies : aussi ai-je cru qu'un travail sur cette matière, fondé sur des observations bien constatées, serait de la plus grande utilité, et qu'il mériterait par là l'accueil de l'Académie.

OBSERVATIONS[1]

Sur la structure et sur les altérations des glandes du poumon, avec des remarques sur la nature de quelques symptômes de la phthisie pulmonaire.

Parmi les causes qui peuvent donner lieu à la phthisie pulmonaire, il en est une qu'il importe d'autant plus de connaître, qu'on peut la détruire, et prévenir par là une maladie regardée jusqu'ici comme incurable ; c'est l'obstruction des glandes pulmonaires : les anciens n'en ont pas parlé, et même l'on chercherait en vain sur cet objet quelques observations bien faites dans les ouvrages des modernes.

Cela n'est pas étonnant, puisqu'ils n'avaient aucune idée de ces glandes ; ce n'est que vers le milieu du seizième siècle que Eustache, célèbre anatomiste romain, a décrit les corps bronchi-

[1] Lues à l'assemblée publique de Pâque, 1779 ; relues le 19 janvier 1780.

Mémoires de l'Académie des Sciences, ann. 1780.

ques, qu'il a regardés comme de véritable glandes.

Marc-Aurèle Severin, Malpighi, et les plus savans anatomistes qui leur ont succédé, en ont aussi fait mention dans leurs ouvrages ; mais ils n'en ont point développé la structure, quoiqu'ils se soient occupés quelquefois à déterminer leurs usages. M. Morgagni prétend que ces corps sont de la nature des glandes lymphatiques, et qu'on ne doit pas les en distinguer ; ils n'ont pas, ajoute ce grand anatomiste, des canaux excréteurs qui s'ouvrent dans les bronches, opinion bien différente de celle de M. de Senac, qui dit les avoir vus clairement : aujourd'hui les anatomistes sont partagés sur cet objet.

Cependant, comme le poumon est sujet à diverses maladies dont on ignore aussi souvent les causes que le traitement, j'ai cru que si l'on parvenait à bien connaître les glandes du poumon dans l'état naturel, on parviendrait ensuite facilement à découvrir leurs diverses altérations, et que je devais, pour cet effet, faire des recherches sur les poumons sains, et sur ceux qui sont différemment affectés par état de maladie ; cette manière de procéder est toujours utile : on parvient d'autant plus aisément à découvrir les lésions d'un organe, qu'on en connaît mieux la vraie structure.

Les glandes bronchiques m'ont plutôt paru de

vrais corps folliculeux, comme il y en a dans la membrane pituitaire, que de veritables glandes ; elles sont d'un volume très-considérable dans les fœtus, relativement à celui qu'elles ont dans les adultes et dans les vieillards; mais elles ne décroissent pas comme font le thymus et les reins succenturiaux, ainsi que M. Senac l'avait pensé ; ce qui fait voir, contre l'opinion de ce célèbre médecin, que leurs usages ne sont pas bornés à cette seule époque de la vie.

Ces glandes sont placées autour des bifurcations des bronches, auxquelles elles sont liées par un tissu cellulaire plus ou moins abondant, et en général les glandes des bronches supérieures sont un peu plus grosses que celles qui sont vers les dernières bifurcations bronchiques; mais leur volume ne décroît pas en proportion du décroissement du calibre des bronches, comme divers anatomistes l'ont avancé ; au contraire, il y a des glandes, sous des bronches inférieures, beaucoup plus grosses que certaines glandes de la même nature, placées vers des bronches plus élevées.

Dans l'état naturel, on n'apperçoit aucun canal excréteur des glandes bronchiques; le tissu cellulaire dont elles sont recouvertes, et qui entre dans leur texture, les vaisseaux artériels et veineux qui les revêtent, et qui leur donnent des

ramifications nombreuses, les vaisseaux lymphatiques, et les nerfs même qui serpentent sur leur
surface externe, sont autant d'obstacles qui empêchent qu'on ne les découvre : mais j'ai vu plusieurs fois si clairement la liqueur contenue dans
les glandes bronchiques, couler dans les bronches
par quelque orifice , qu'il ne m'est pas permis de
douter de leur existence ; j'y ai introduit une soie
de cochon dans plusieurs sujets de différens âges,
qui avaient péri de diverses maladies, et chez lesquels les glandes bronchiques étaient gorgées de
quelque humeur.

Quand on coupait ces glandes par le milieu ,
on y distinguait une petite cavité : et leur substance considérée de près et à l'œil nu, ou à la faveur d'une loupe, paraissait formée de diverses
cellules ovalaires, percées d'un orifice qui corres-
pondait dans la cavité commune et moyenne du
corps glanduleux , structure assez analogue à celle
qu'on observe dans les reins succenturiaux.

Indépendamment de ces glandes bronchiques
dont les poumons sont pourvus, il est d'autres
glandes dans ce viscère , d'une nature très-différente , avec lesquelles plusieurs anatomistes les
ont confondues ; ce sont les glandes lymphatiques
du poumon, qui ne sont pas, comme les glandes
bronchiques, placées sous les bronches, dont elles

ont reçu le nom, mais elles sont indistinctement répandues dans la substance de ce viscère, principalement sur la surface externe : j'en ai vu quelques-unes qui étaient placées à côté des glandes bronchiques, avec lesquelles on les aurait facilement confondues ; de même qu'on trouve des glandes lymphatiques autour des glandes parotides, et autour des glandes maxillaires.

Les glandes lymphatiques du poumon sont plus petites que les glandes bronchiques; elles sont plus régulièrement arrondies, plus dures au tact; et on voit, par l'appareil des vaisseaux lymphatiques qui y aboutissent, qu'elles sont de la nature de celles que l'on connaît dans les autres parties du corps, sous le nom de *glandes lymphatiques.*

Telles sont les différences qu'on observe dans l'état naturel, entre les glandes bronchiques et les glandes lymphatiques; mais les maladies en occasionnent de bien plus grandes : j'ai souvent trouvé les glandes bronchiques généralement altérées dans les poumons dont les glandes lymphatiques étaient saines; et, dans d'autres sujets, les glandes lymphatiques étaient affectées, tandis que les glandes bronchiques étaient dans leur état d'intégrité le plus parfait.

C'est donc sans raison que quelques anatomistes n'ont admis dans les poumons que les glandes bronchiques; et que d'autres, parmi lesquels est le célèbre M. Morgagni, n'ont admis dans ce viscère que les glandes lymphatiques.

Les médecins praticiens ne distinguent jamais les altérations de ces glandes, soit qu'ils parlent des tubercules formés dans les poumons des asthmatiques, soit qu'ils traitent de la phthisie de naissance, ou d'autres espèces de phthisie qui n'ont pas le même siége, ou d'autres suppuratious du poumon; c'est presque toujours d'une manière vague, et en confondant celles qui affectent ces deux espèces de glandes, quoiqu'elles diffèrent entre elles aussi essentiellement que les parties dans lesquelles elles ont leur siége.

C'est en considérant attentivement et les poumons des personnes mortes de phthisie pulmonaire, et les poumons de celles qui avaient péri à la suite d'autres maladies de ce viscère, que je me suis convaincu des grands changemens qui peuvent survenir dans les glandes bronchiques et dans les glandes lymphatiques de ce viscère; changemens qu'il importe beaucoup de connaître pour se faire une véritable idée de la phthisie, et pour lui apporter dès son origine des secours vraiment efficaces.

La cavité des glandes bronchiques s'agrandit quelquefois au point qu'on pourrait y loger un très-petit pois; je les ai trouvées telles dans plusieurs sujets; et leurs parois, bien loin d'être amincies, étaient beaucoup plus épaisses qu'elles ne sont naturellement : ces glandes étaient pleines d'un suc aussi noir que de l'encre, dans plusieurs sujets vieux que j'ai ouverts : et dans le cadavre d'une femme sexagénaire, qu'on porta à mon amphithéâtre en 1773, les bronches et la surface de la trachée-artère étaient enduites de la même liqueur. M. Morgagni a trouvé dans divers sujets les voies aériennes teintes d'une humeur noirâtre; mais il a cru que les glandes de la membrane qui les tapisse étaient les organes secrétoires de cette humeur; tandis que M. Senac a cherché dans les glandes bronchiques la source de cette secrétion.

On voyait, dans le sujet dont nous parlons, le suc noir découler des glandes bronchiques dans les voies aériennes, lorsqu'on les comprimait légèrement.

Cette liqueur y découlait par plusieurs ouvertures, dans l'une desquelles il nous fut aisé d'introduire une soie de cochon, et de la pousser jusque dans la cavité de la glande bronchique, qui contenait encore beaucoup de cette liqueur; elle était si noire, qu'ayant mis dans un verre d'eau un morceau d'éponge qui en était imbu, l'eau en fut très-colorée : cette liqueur avait beaucoup de ressemblance à la liqueur noire de la choroïde.

Il n'est pas étonnant après cela que les personnes chez lesquelles les glandes bronchiques filtrent une pareille liqueur, rendent les crachats aussi noirs, et même davantage que le seraient ceux des personnes qui cracheraient le sang : accident qui est assez commun dans la vieillesse, pour qu'on y fasse attention dans la pratique de la médecine. Un vieillard fut saigné plusieurs fois pour cette cause, et on ne discontinua les saignées que lorsqu'on l'eut réduit à un tel degré de faiblesse, qu'on craignit qu'il n'y succombât : ses crachats continuèrent d'être teints de la même couleur, plusieurs mois; ce ne fut que dans le dernier temps que j'eus occasion de le voir : cet homme périt d'une colique néphrétique ; j'en fis faire l'ouverture, et j'y assistai pour voir par moi-même en quel état seraient ses poumons : leur substance parut parfaitement saine ; mais les glandes bronchiques étaient très-grosses, sur-tout celles qui étaient placées sous les bifurcations des premières bronches; elles étaient pleines d'un suc noirâtre, dont les bronches étaient teintes : on voyait évidemment, en pressant les corps glanduleux, qu'ils étaient la vraie source de cette humeur colorante.

La membrane interne des bronches était saine, et les petites glandes dont elle est pourvue ne laissaient suinter aucune goutte d'humeur noire.

Ces deux observations, jointes à plusieurs autres que j'ai faites, mais sur des sujets dont la maladie qui les a fait périr m'était inconnue, ne démontrent-elles pas que le suc noirâtre que certaines personnes rendent par les crachats, et dont on trouve la trachée-artère enduite après la mort, tire son origine des corps bronchiques? ce qui est contre l'opinion de M. Morgagni. Ce célèbre anatomiste croyait que l'humeur noirâtre, dont nous venons d'indiquer la source, découlait immédiatement de la tunique glanduleuse qui tapisse les bronches, et non des glandes bronchiques, quoiqu'elles en soient les vrais, mais, peut-être, non pas les seuls organes secrétoires. Nos observations viennent en quelque manière à l'appui du sentiment de M. Senac : ce savant médecin avait attribué le même usage avant nous aux glandes bronchiques, mais dans le fœtus seulement ; au lieu que nous nous sommes convaincus que ces glandes existaient dans toutes les époques de la vie.

Les glandes bronchiques sont quelquefois pleines d'une humeur pituiteuse, pareille par sa couleur et sa consistance à celle qui découle des narines, dans un homme qui est atteint d'un catarre. J'ai trouvé dans sept à huit cadavres ces glandes gonflées et pleines de cette humeur ; mais alors

je n'ai pu distinguer aucune communication avec
les bronches : la matière dont elles étaient pleines
était peut-être trop épaisse pour couler dans les
voies aériennes lorsque je les comprimais. On
porta dans mon amphithéâtre du Collége royal ,
en 1775, le cadavre d'une femme , dont la trachée-artère était tapissée d'une fausse membrane,
de l'épaisseur d'environ trois lignes; elle était aussi
dure que de la corne, et elle était collée sur la
vraie membrane du larynx et de la trachée-artère,
qui était très-rouge. Les glandes placées sous les
premières bronches étaient fort grosses , et contenaient une humeur grisâtre et visqueuse. Il y a
apparence que la fausse membrame , formée dans
les voies aériennes par quelque vraie inflammation, bouchait les orifices excréteurs des glandes
bronchiques, et qu'elle les avait empêchées de se dé-
gorger dans les voies aériennes : je le croirais d'autant plus volontiers , que j'ai trouvé ces glandes
pleines d'une pareille humeur dans le cadavre
d'un homme qui avait la trachée-artère enduite
d'une couche pierreuse , épaisse en quelques endroits de deux ou trois lignes ; altération assez
fréquente dans les sujets morts de suffocation,
pour avoir resté trop long-temps dans un atmos-
phère pulvérulente, genre de mort dont périssent

souvent ceux qui battent le plâtre, qui criblent ou qui vanent le blé.

La fausse membrane qui se forme dans les voies aériennes, dans les personnes atteintes d'une forte esquinancie, sort quelquefois par les crachats, mais jamais les malades ne rendent de cette manière la vraie lame interne de la trachée-artère, quoi qu'en aient dit plusieurs personnes célèbres Littre, Winslow, et Marcorelle, correspondant de l'Académie; ces auteurs n'ont point ouvert, après la mort, les personnes qui ont rendu par l'expectoration ces portions membraneuses : dans trois sujets que j'ai ouverts, j'ai trouvé une fausse membrane collée sur la tunique interne de la trachée-artère; et dans une fille qui mourut d'une esquinancie, dans la rue Saint-André-des-Arts, il y a deux ans, et qui avait rendu par l'expectoration divers fragmens membraneux que des médecins et des chirurgiens prenaient pour des débris de la vraie membrane

Je trouvai la trachée-artère pourvue de sa véritable membrane dans toute son étendue; elle était revêtue d'une concrétion lymphatique membraneuse, interrompue en divers endroits; et sans doute que les portions de cette fausse tunique, qui manquaient, étaient celles que la malade avait rendues par l'expectoration : j'ai observé une

chose à-peu-près semblable dans le canal intestinal de quelques personnes qui avaient rendu,
par la voie des selles, des portions membraneuses, que des médecins fort habiles croyaient être
des débris du velouté ou de la tunique interne des
intestins. Je passe rapidement sur cet objet, pour
revenir à celui qui fait le sujet principal de ce
Mémoire.

Les glandes bronchiques sont sujettes à s'obs-
truer dans des personnes qui ont le reste de la
substance du poumon très-saine dans les catar-
res, les fluxions de poitrine, sur-tout dans celles
dans lesquelles on a négligé la saignée; il survient
alors une toux sèche, la fièvre s'allume, le sujet
maigrit, et éprouve bientôt tous les symptômes
d'une phthisie incurable.

Je n'ignore pas que Morton dit, en parlant de
la phthisie scrofuleuse, que dans cette maladie il
se forme des tubercules pleins d'une humeur plus
ou moins concrète, dans les poumons de ceux
qui en sont affectés ; et que Mrs Morgagni,
Lieutaud, et divers autres médecins se sont convaincus plusieurs fois de cette altération : mais
en quel endroit ont-ils trouvé ces concrétions ?
est-ce dans le tissu cellulaire du poumon ? est-ce
dans les glandes lymphatiques, ou dans les glandes
des bronchiques ? ils ne l'ont jamais déterminé.

Je crois que, dans le cas de vice scrofuleux, les glandes lymphatiques sont affectées, mais que dans les autres circonstances les glandes bronchiques sont souvent les seules parties du poumon qui sont altérées quelquefois en se gonflant, et et se remplissant d'un suc visqueux et d'une couleur plus ou moins foncée; elles augmentent de volume, et compriment tellement les vaisseaux sanguins, et donnent lieu souvent à des crachemens de sang, que le malade supporte pendant très-long-temps, sans éprouver d'autre fâcheux symptôme; le gonflement des glandes lymphatiques peut également donner lieu au crachement de sang.

J'ai disséqué des poumons dans lesquels les vaisseaux qui serpentaient sur les glandes bronchiques étaient si dilatés, qu'ils paraissaient variqueux. J'ai conservé pendant long-temps dans de l'esprit-de-vin le poumon d'un jeune homme de vingt-cinq ans, qui avait craché du sang plusieurs fois tous les mois, pendant plus de deux ans, et qui mourut d'une fièvre putride à la suite d'un dépôt dans la tête : les glandes bronchiques supérieures de ce poumon étaient aussi grosses qu'une petite noisette; elles étaient couvertes de vaisseaux très-dilatés, et il y en avait plusieurs qui étaient béans dans la cavité des bronches. Les glandes lymphatiques du poumon, et le reste de la substance de ce viscère,

étaient dans l'état naturel : il y a apparence que
si, dans le jeune homme qui fait le sujet de cette
observation, les vaisseaux qui serpentent sur les
glandes bronchiques ne s'étaient pas ouverts dans
les bronches mêmes, ils l'auraient été dans d'autres endroits, le sang se serait épanché dans le
tissu du poumon, et il serait servenu dans peu
une phthisie qui aurait fait périr le malade. Ainsi,
l'on peut dire que les crachemens de sang sont
quelquefois alors plutôt favorables que dangereux.

Or, lorsque ces crachemens de sang ne proviennent que de la compression que les vaisseaux
sanguins éprouvent de la part des glandes bronchiques, dont le volume s'est accru, on ne pourra
y remédier qu'en opérant leur dégorgement.

C'est d'après cette raison, immédiatement dé-
duite des observations faites par l'ouverture des
corps, que j'ai conseillé, avec le plus grand succès, dans des crachemens de sang que je croyais
provenir des bronches, ou du gonflement des
glandes lymphatiques, l'usage des sucs apéritifs
des plantes, de la terre foliée de tartre, du kermès
minéral, des doux vomitifs ; mais l'exercice du
corps, et sur-tout l'équitation et la navigation, sont
si utiles, qu'on n'en saurait trop recommander l'u-
sage. Feu M. l'évêque de Noyon, qui crachait le
sang habituellement, n'en cracha plus pendant

son voyage de Paris à Montpellier, ni pendant son retour de Montpellier à Paris. J'ai vu plusieurs Anglais, que M. Gil Christ, médecin d'Ecosse, faisait voyager pour cette raison, et qui ne crachaient du sang que lorsqu'ils menaient une vie trop sédentaire. Le fils de ce célèbre médecin, qui suivait alors mes cours de médecine, me cita une suite d'observations du même genre, que son père devait publier; la mort l'a enlevé depuis, et je ne crois pas que ces observations, très-précieuses à l'art de guérir, aient vu le jour. Les anciens avaient déjà connu les avantages de la navigation et de l'équitation : *Utilis etiam*, disait Celse, *in omni tusse, est peregrinatio*, *et navigatio longa;* de Med. lib. III, cap. XXVII.

Mais cette méthode, célébrée par les anciens, est presque tombée dans l'oubli. Depuis la découverte de la circulation, on a attribué les hémorragies, et sur-tout le crachement de sang, à un excès de pléthore dans les vaisseaux ou d'irritation dans le cœur ; et l'on comprend bien que, d'après cette théorie, il fallait interdire l'exercice, plutôt que le recommander ; il fallait éviter tous les stimulans, prescrire des laitages, et même des astringens, pratique meurtrière dans le crachement de sang, qui est produit par l'engorgement des glandes bronchiques ou lymphatiques, qui peuvent produire le même effet , quoique leurs maladies proviennent de causes très-différentes.

Les glandes bronchiques terminent par suppurer, et par faire suppurer les parties voisines, si la nature ou l'art n'en produisent le dégorgement. Dans plusieurs sujets morts de phthisie, dont j'ai examiné soigneusement les poumons, j'ai vu la matière de la suppuration découler par diverses ouvertures des glandes bronchiques dans les voies aériennes : quelques-unes de ces glandes formaient une espèce de kiste qui se vidait dans les bronches par divers orifices. Je ne déciderai pas si ces orifices étaient naturels ou s'ils étaient contre nature , je veux dire s'ils n'étaient pas les canaux excréteurs des glandes, plus dilatés que de coutume , ou s'ils étaient l'effet d'une érosion produite par le pus. Mais je ferai remarquer que la communication des glandes avec les bronches était si libre, que le pus avait pu facilement s'écouler par cette voie, ce qui avait retardé son épanchement dans le tissu cellulaire des poumons, cause d'une phthisie presque toujours incurable ; le pus épanché dans ce tissu, par une espèce d'infiltration, altère et corrompt quelquefois la substance du poumon , à un tel point, que quelques-uns de ses lobes sont entièrement détruits avant que la personne meure. Les vaisseaux aériens et vaisseaux sanguins sont corrodés ; et, ce qui doit étonner, c'est que les sujets dans lesquels on trouve cette altération, n'aient pas péri d'hémorragie dès qu'il y a eu une solution de continuité dans quelque vaisseau notable, hémorragie qui surviendrait et produirait la mort, si des vaisseaux sanguins du poumon, beaucoup plus petits, étaient ouverts de toute autre manière : peut-être, dira-t-on que, dans ce cas, il n'y avait qu'une destruction du parenchyme, et que les vaisseaux du poumon étaient restés dans leur état d'intégrité : je me suis fait cette difficulté, et j'ai soumis à cet effet plusieurs poumons des phthisiques à mes recherches ; j'ai injecté quelque liquide dans les vaisseaux sanguins et dans les vaisseaux aériens, qui s'est écoulé à l'instant dans la poche purulente du poumon. Nous dirons même, en passant, que nous avons trouvé un abcès dans l'hémisphère droit du cerveau d'un homme, dans la cavité duquel on aurait pu introduire un gros œuf de poule, sans qu'il eût éprouvé d'autre symptôme, qu'une légère douleur de tête.

Mais pourquoi le sang contenu dans les vaisseaux ne s'épanche-t-il pas ordinairement dans la cavité de l'abcès ou de l'ulcère ? c'est ce que j'ignore, et dont il sera, je crois, bien difficile de donner une explication plausible.

Les glandes lymphatiques du poumon, très-différentes, par leur structure et par leur position, des glandes bronchiques, sont aussi sujettes à des altérations diverses, comme toutes les autres glandes lymphatiques; elles s'obstruent quelquefois, s'enflamment, suppurent, et deviennent par là une cause de phthisie d'autant plus dangereuse, que la matière du pus qu'elles fournissent, ne peut être évacuée par l'expectoration, qu'après avoir rongé le parenchyme du poumon, et enfin les bronches.

Dans cette espèce de phthisie, les malades ne rendent pas toujours du pus par l'expectoration, ou s'ils en rendent, ce n'est quelquefois que peu de temps avant la mort; souvent ils meurent étouffés au moment que le pus fait irruption dans les bronches : j'ai ouvert cinq phthisiques qui n'avaient eu des crachemens purulens que peu de temps avant de mourir, et j'ai trouvé chez eux les glandes lymphatiques du poumon altérées de plusieurs manières; les unes étaient gonflées et pleines d'une substance plâtreuse, pareille à celle qu'on trouve fréquemment dans les autres glandes lymphatiques; dans d'autres, cette substance était ramollie en divers points, et puriforme; et enfin il y avait des glandes lymphatiques qui étaient en pleine suppuration; le tissu du poumon qui les environnait était rongé, ou imbibé de matière puriforme, et l'on voyait diverses ouvertures dans les bronches, que le pus s'était frayées : on trouve ces glandes affectées immédiatement dans les personnes qui ont péri de la phthisie de naissance, à la suite des écrouelles, d'une maladie vénérienne, tandis que les glandes bronchiques sont alors saines : tel est le résultat d'une suite d'observations que j'ai faites, et dont j'évite ici le détail pour plus grande brièveté.

Les altérations des glandes du poumon, que je viens de décrire, étant la cause fréquente de la phthisie, on voit combien il est essentiel de travailler à les détruire par les apéritifs; mais comme parmi ces remèdes il en est qui peuvent détruire les congestions de l'humeur muqueuse des glandes bronchiques, et que d'autres agissent sur les glandes lymphatiques avec plus d'énergie, il faut les varier suivant les circonstances[1] : nous avons sur cet objet des observations qui nous paraissent de la première utilité; la pratique de la médecine nous en fournira vraisemblablement de nouvelles, et

---

[1] On peut consulter sur cet objet important l'ouvrage que le citoyen Portal a publié *sur la nature et sur le traitement de la phthisie pulmonaire.* in-8.° première année de la république.

lorsque nous en aurons un assez grand nombre pour en pouvoir déduire un résultat certain, nous les soumettrons au jugement de l'Académie.

L'engorgement des glandes bronchiques et lymphatiques du poumon est fréquemment sans douleur, lors même qu'il tourne à la suppuration; bien plus, des phthisiques sont morts sans avoir jamais éprouvé la plus légère douleur à la poitrine : feu M.de la dauphine fut dans ce cas, ce qui fut sans doute l'une des causes qui en imposèrent à M. Tronchin, qui crut le siége de la maladie dans le foie, quoiqu'il fût dans le poumon, comme nous l'avons rapporté précédemment. [1] Morgagni et Lieutaud, ont cité dans leurs ouvrages des exemples de pareilles méprises, et j'ai eu occasion d'en recueillir plusieurs, que je ne rapporterai pas pour plus grande briéveté.

Le plus grand nombre des phthisiques éprouve des douleurs à la poitrine, entre les épaules, dans la région épigastrique, quelquefois en divers points de la circonférence du bas-ventre, ou dans quelque endroit seulement ; j'en ai vu qui rapportaient le siége de leurs douleurs au-dessous du nombril,

---

[1] Voyez notre Mémoire sur les maladies du foie, *Académie des Sciences*, *année* 1777.

et profondément vers la colonne vertébrale, et d'autres les sentaient vers les lombes, ou, comme ils le disaient, dans les reins; enfin, le plus grand nombre éprouve de la douleur dans le pharynx et dans le larynx, au point que la déglutition en est gênée, et même douloureuse. J'ai vu des malheureux phthisiques qui ne pouvaient avaler aucun liquide sans souffrir des douleurs inouies : on sait que leur voix est quelquefois changée au point de devenir très-aiguë, et ensuite très-rauque ; d'autres fois elle commence par être rauque, et termine par être très-aiguë : j'ai vu un phthisique qui perdit l'usage de la voix trois jours avant sa mort, après avoir éprouvé une vive douleur dans l'organe qui la forme et dans celui de la déglutition.

Cette différence dans le siége de la douleur a fixé mon attention. Je me suis occupé à découvrir, par l'ouverture des corps, si elle ne proviendrait pas de la différence du lieu qui était affecté dans le poumon ou dans les parties voisines, et j'ai en effet trouvé : 1.º Le diaphragme adhérent avec les poumons dans une étendue plus ou moins grande, et avec plus ou moins de connexion dans des phthisiques qui avaient éprouvé des douleurs cruelles dans la région épigastrique et vers la portion dorsale de la colonne épinière; j'ai même trouvé quelquefois, en pareils cas, le diaphragme enflammé en divers endroits.

2.º J'ai trouvé le poumon adhérent à la plèvre, fréquemment vers les endroits de la circonférence de la poitrine, où le malade avait éprouvé de la douleur, et alors presque toujours le poumon était engorgé, enflammé, ou même en suppuration dans le lieu correspondant.

3.º Mais le siége de ces adhérences du poumon avec la plèvre, dans les endroits où les phthisiques rapportent leurs douleurs, n'est pas assez constant pour qu'on puisse établir l'existence de l'un par la présence de l'autre.

J'ai pris plusieurs fois une note exacte des endroits où les malades avaient rapporté leurs douleurs, pour pouvoir m'assurer ensuite, par l'ouverture de leur corps, si les altérations du poumon, et notamment ses adhérences avec la plèvre, correspondraient avec les points douloureux, mais je les ai très-souvent trouvés sains dans ces endroits.

4°. Bien plus, rien n'est plus commun que de trouver des adhérences nombreuses et très-fortes du poumon avec la plèvre, dans des sujets qui n'ont eu aucune douleur à la poitrine, et qui n'ont pas même éprouvé de la difficulté pour respirer. Plusieurs anatomistes ont déjà fait cette observation[1], et principalement M. Lieutaud; bien plus, ce médecin croyait les adhérences si peu capables de donner lieu à la douleur de la poitrine et à la difficulté de respirer, qu'il pensait qu'il était plus commun de les trouver dans les cadavres que de ne pas les rencontrer; j'ai remarqué qu'elles étaient plus communes dans les vieillards que dans les jeunes personnes.

5.º Mais il est des phthisiques, et c'est le plus grand nombre, qui souffrent de très-vives douleurs, soit à la poitrine, soit dans les parties voisines hors de cette cavité. Cette différence ne proviendrait-elle pas du siége de la maladie dans le poumon ? Plusieurs observations que j'ai recueillies paraîtraient du moins le confirmer ; je ne rapporterai que les suivantes, un plus grand nombre d'ailleurs seraient inutiles, puisqu'elles auraient les mêmes résultats. Feu M. l'évêque de Noyon, dont j'ai parlé précédemment, se plaignait, avant d'éprouver les symptômes de la phthisie pulmonaire, d'une douleur vers l'ombilic ; elle était profonde, et se prolongeait vers les reins ; le cours des urines était quelquefois suspendu ; il éprouvait aussi souvent des dou-

---

[1] *Tam frequens est ut semper a morbo non sit repetenda*, Morgagni, epist. XIV.

leurs cruelles dans les muscles des lombes, et quelquefois il rapportait le siége de ses douleurs vers le creux de l'estomac, ou tout autour de la partie inférieure de la poitrine, vers les insertions du diaphragme. Des médecins consultés crurent le malade atteint d'une pierre aux reins; d'autres ne craignirent pas d'assurer qu'il était rachitique; il y en eut qui fixèrent le siége de la maladie dans le pancréas, et chacun conseilla des remèdes suivant la cause et le siége qu'il attribuait à la maladie.

Cependant les douleurs du bas-ventre continuèrent avec plus ou moins de vivacité, la toux survint, il y eut des crachemens de sang et ensuite de pus. Ils terminèrent par exister à la fois, et quelquefois alternativement ; on reconnut la phthisie pulmonaire : mais n'est-elle pas une suite de la maladie des reins ? ne provient-elle pas du vice rachitique qui a d'abord affecté la colonne vertébrale ? ne dépend-elle pas de l'obstruction du pancréas, qui produit un reflux d'humeur délétère dans le poumon ?

Les médecins soutiennent ces diverses opinions, et, comme il est d'usage, chacun trouve des partisans, sur-tout parmi les grands dont la plupart ne craignent pas d'avoir un avis dans des questions que les plus grands médecins n'oseraient résoudre. J'établis que le siége de la maladie était dans les poumons, que le bas-ventre ne souffrait que sympathiquement par la correspondance des nerfs, que d'ailleurs le bas-ventre était sain. Cependant la maladie faisait des progrès pendant qu'on disputait sur sa nature. C'est une phthisie au troisième degré; tous les avis se réunissent à cet égard; le malade meurt.

L'ouverture du corps fut faite avec soin, et voici ce qu'on trouva : le bas-ventre parfaitement sain; il n'y avait aucune altération ni dans les reins ni dans les muscles du dos; on ne découvrit aucun vice rachitique dans les os de la colonne vertébrale, et le pancréas fut trouvé dans l'état naturel; mais on trouva divers abcès dans les poumons; dans certains il n'y avait qu'un foyer de pus, la substance du poumon y était absolument détruite; dans d'autres on trouvait des congestions dures, inégales, dont quelques-unes étaient dans une suppuration complète, et dont d'autres commençaient à suppurer. Le désordre était sur-tout très-considérable à la partie postérieure et supérieure du poumon droit, là où se trouvent divers filets de la huitième paire qui se réunissent avec les branches de cette même paire qui descendent dans le bas-ventre, et qui concourent à former les plexus abdominaux. En fallait-il davantage pour irriter ces nerfs? et comme on sait que l'impression qui se fait dans quelques points de leur étendue se transmet à leur terminaison, et souvent aux nerfs avec lesquels ils communiquent, il n'est pas étonnant que le malade, qui fait le sujet de cette observation, ait éprouvé des douleurs cruelles dans la région épigastrique et dans celle des reins, quoique les parties qui y sont contenues fussent dans l'état naturel.

Les altérations dans la déglutition, et les changemens dans la voix, que les phthisiques éprouvent souvent sans aucune altération dans le pharynx ni dans le larynx, dépendent de l'irritation que les nerfs de ces parties éprouvent, laquelle est excitée en eux médiatement ou immédiatement par les congestions morbifiques du poumon. Nous avons eu occasion de faire sur cet objet quelques remarques qui nous paraissent essentielles.

M.^{de} de Palerne maigrissait depuis quelque temps; il lui survint une douleur au gosier, qui fut bientôt suivie d'une extinction de voix : on dispute sur la cause de cette maladie, divers médecins sont appelés, diverses opinions ; on regarde presque toujours le mal comme local, et il ne cède point aux remèdes, M.^{de} de Palerne meurt. J'assistai à l'ouverture du corps; elle nous apprit qu'il

n'y avait aucune altération apparente dans l'organe de la voix, ni dans celui de la déglutition ;
mais qu'il y avait un abcès et des congestions de
la nature des loupes, à la sommité du poumon
gauche, et dans l'endroit même où se répandent
les principaux rameaux que les nerfs récurrens
fournissent aux poumons.

Voici un autre exemple qui prouve bien que
les altérations des branches des nerfs récurrens,
peuvent produire dans la voix tous les accidens
dont nous venons de parler.

Madame Saillant éprouva une difficulté extrême d'avaler, sa voix changea singulièrement ;
tantôt elle était très-aiguë, tantôt elle était très-
grave, elle s'éteignit ; et comme elle éprouvait une
fièvre des plus aiguës, on la crut atteinte d'une
esquinancie ; un médecin très-connu lui administra les secours les plus efficaces contre cette maladie, mais ils furent sans succès.

Je me convainquis, à l'ouverture du corps, que
les organes de la voix et de la déglutition étaient
dans l'état naturel, et qu'il y avait une grande
inflammation dans la portion du péricarde qui
reçoit de nombreuses branches des nerfs récurrens.

Je pourrais rapporter plusieurs autres exemples que j'ai recueillis, qui prouveraient également

que les nerfs récurrens ont été affectés dans les personnes qui ont éprouvé des altérations remarquables dans la voix ; or, cette affection des nerfs occasionne des contractions désordonnées dans les muscles de l'organe de la voix, comme nous avons vu que cela est arrivé aux animaux qui ont servi aux expériences dont nous avons parlé. Les ligamens de la glotte, ou les cordes vocales, sont alors plus ou moins tendus ; l'ouverture de la glotte est plus ou moins rétrécie, ce qui donne lieu nécessairement aux changemens que les malades éprouvent dans la voix. C'est par une pareille théorie que M. Ferrein a expliqué autrefois, dans cette Académie, la formation de la voix naturelle : elle reçoit un nouveau degré d'évidence des observations tirées de l'histoire des maladies.

Il y a environ cinq ans qu'une femme de Marly-la-ville, âgée d'environ cinquante ans, éprouva un tel dérangement dans la voix, qu'elle l'avait tantôt rauque et tantôt aiguë, souvent prolongée, quelquefois précipitée, souvent très-basse et d'autres fois très-élevée.

On croyait, en écoutant cette femme, entendre un chien qui aboyait; elle avait été toute sa vie sujette aux maux de nerfs; plusieurs fois, après des attaques hystériques, elle avait resté assez long-temps sans pouvoir avaler ni parler; d'autres

fois, après de pareilles attaques, on lui avait remarqué des mouvemens involontaires et fort extraordinaires dans le larynx ; ce fut à la suite d'un
accès hystérique que sa voix changea de la manière dont nous venons de le dire. Bien plus, cette
femme ne pouvait s'empêcher de rendre de pareils sons, soit dans l'église, soit dans les rues,
soit enfin pendant la nuit lorsque tout le monde
dormait.

Cette maladie parut tenir du sortilége ; on
crut que la voix de cette femme avait été changée en celle d'un chien par quelque maléfice.
On la chassa d'abord de l'église, et elle fut obli-
gée de se tenir cachée dans sa maison pendant
long-temps.

Ce fut vers le temps pascal qu'elle me fut
amenée ; elle vint me demander mon avis, tant
pour constater son état de maladie, pour pouvoir s'approcher des sacremens, que pour faire
les remèdes que je croirais convenables à son état.

On s'imagine bien que je ne trouvai aucun
sortilége dans ce changement de la voix, je le crus
dépendre d'une excessive irritation des muscles
de son organe, lesquels, en se contractant d'une
manière très-irrégulière, tantôt forte et tantôt faible, pouvaient donner lieu à des sons involontaires et si étranges.

Je regardai cette maladie comme convulsive ; je conseillai les bains, les rafraîchissans, les calmans : la malade retourna dans son village, munie de ma consultation, et aidée par le chirurgien du lieu qui l'avait accompagnée à Paris ; elle y fit le traitement que je lui avais prescrit pendant quatre mois, après lesquels la voix revint, par des gradations remarquables, dans l'état naturel.

Joseph de Aromatariis, médecin vénitien, qui vivait au commencement du dernier siècle, rapporte un fait à-peu-près semblable ; il parle d'une femme, chez laquelle la voix changea tellement, qu'elle rendait quelquefois involontairement des sons semblables à ceux d'un loup qui hurle, ou à ceux d'un chien qui aboie, *voces modò lupinas, modò caninas, reddebat.*

Ces changemens de la voix arrivent assez fréquemment dans ceux qui sont atteints de la rage ; c'est ce qui avait fait croire, dans des temps d'ignorance et de superstition, que la personne enragée terminait par avoir, dans ses accès de rage, la voix de l'animal qui l'avait mordue. Les changemens qui surviennent dans la voix proviennent des mouvemens déréglés et convulsifs des muscles de cet organe, ce qui fait que tantôt les cordes vocales sont ou trop relâchées ou trop tendues, ce qui rend la voix ou plus grave ou plus aiguë, lente, précipitée, entrecoupée; enfin, ce qui la défigure au point qu'elle ne ressemble plus à la voix humaine. Les convulsions des muscles du larynx ne doivent pas nous paraître plus extraordinaires que celles du muscle releveur de la paupière, maladie convulsive si commune, ou que celles des muscles des lèvres qui occasionnent le rire sardonien.

Quelque vraisemblable que cette explication me paraisse, j'ai cru cependant devoir lui donner un nouveau degré de certitude, par des expériences sur des animaux vivans : j'ai pensé que si je pouvais produire en eux de pareils mouvemens convulsifs dans les muscles de la voix, sans leur altérer la poitrine, je donnerais lieu à la formation de pareils sons. Je savais, d'après Bellini, qu'en irritant les nerfs diaphragmatiques, on excitait les mouvemens du diaphragme : je savais, qu'en comprimant légèrement ces nerfs, on ralentissait les mouvemens de ce muscle : enfin, j'avais éprouvé, qu'en les comprimant plus fort, et encore mieux, en les coupant, on éteignait les mouvemens du diaphragme.

Je fis de pareilles expériences sur les nerfs récurrens de quelques animaux vivans, et plusieurs de ces expériences ont été faites publiquement au Collége royal, en 1771, dans un cours de physiologie expérimentale ; leur résultat fut, que lorsqu'on irritait les nerfs de la voix, l'animal rendait les sons les plus aigus ; que sa voix devenait rauque lorsqu'on se contentait de les comprimer légèrement avec les doigts, ou de quelqu'autre manière ; et qu'enfin, il perdait la voix entièrement, si on les comprimait de côté et d'autre, ou si on les coupait entièrement.

Ces expériences prouvent combien était fondée l'opinion de Ruffus d'Ephèse, cité par Galien : cet auteur croyait que les nerfs récurrens servaient spécialement à la voix ; c'est une vérité incontestable : M.rs Martine, Haller, et d'autres anatomistes s'en étaient convaincus par des expériences : celles que nous avons faites nous ont offert le même résultat. Il est étonnant que des anatomistes du premier ordre aient soutenu le contraire, sans doute qu'ils n'avaient pas consulté l'observation, la seule manière de s'instruire en matière de physique.

OBSERVATIONS

Sur l'apoplexie. [1]

S'IL est utile, dans une maladie, de varier le traitement suivant les causes qui la produisent, il ne l'est pas moins de savoir par quels signes ces causes sont indiquées ; c'est le point le plus essentiel de l'art de guérir, et il n'appartient qu'à l'anatomie d'en démontrer la certitude ou d'en faire connaître la nullité : appliquée à la médecine, elle doit en guider la pratique et en prévenir les erreurs ; l'apoplexie m'en fournira des exemples qui méritent d'être connus.

Les anciens qui avaient admis deux espèces d'apoplexie, celle qui est produite par le sang et celle qui dépend de la sérosité ou de la lymphe, ont exposé les signes qu'ils ont cru caractériser chacune d'elles, et ont en conséquence différencié le traitement ; leur pratique a été généralement admise. Sennert, célèbre professeur en médecine à Wittemberg ; et Rivière, professeur de méde-

---

[1] Mémoires de l'Académie des Sciences, ann. 1781.

cine à Montpellier, son imitateur souvent trop fidèle, ont donné un nouveau degré d'authenticité à la doctrine des anciens.

« Dans l'apoplexie sanguine, disent ces deux
« praticiens, le visage est plus ou moins rouge,
« les yeux sont saillans et luisans, le pouls est
« plein, et les veines du visage et du cou parais-
« sent gorgées de sang.

« Dans l'apoplexie séreuse ou pituiteuse, ajou-
« tent-ils, le visage est pâle, plombé, les malades
« qui en sont atteints ont la bouche pleine d'é-
« cume, leur pouls est plus petit, plus concentré
« que dans l'apoplexie sanguine : il est d'autant
« plus essentiel, ajoute Sennert avec la plupart
« des médecins qui ont suivi sa doctrine, de con-
« naître les signes qui différencient l'apoplexie
« sanguine de l'apoplexie séreuse, qu'il faut ad-
« ministrer un traitement différent dans ces deux
« cas; les remèdes qui sont utiles dans le premier
« seraient meurtriers dans l'autre, et sur-tout la
« saignée ; c'est le plus puissant secours contre
« l'apoplexie sanguine, et elle aurait les plus fu-
« nestes effets dans l'apoplexie séreuse. » Telle
était la doctrine des médecins célèbres qui nous
ont précédés ; et telle est encore celle des médecins modernes les plus distingués : *A venæ sec-
tione*, dit M. Lieutaud, *nimirum abstinere*

*praestat, quae tantò est nociva in hâcce
apoplexiae specie, quantò proficiens in
alterâ.* (*Synops. med.* tom. I. pag. 15.)

C'est le langage des médecins, et à l'exception
de M. Morgagni qui a proposé quelques doutes
sur ce point de doctrine, quoiqu'il ait suivi la
pratique commune, je n'en connais pas qui ait
attaqué l'opinion reçue par des observations dignes
d'être citées.

J'avais adopté cette doctrine dans ma pratique
et dans mes leçons, lorsque j'eus occasion d'ouvrir le corps d'un avocat de cette ville, qui avait
péri après avoir éprouvé tous les symptômes d'une
apoplexie séreuse, assoupissement profond, respiration stertoreuse, pouls concentré, écume à
la bouche, pâleur cadavéreuse du visage ; la saignée n'avait point été pratiquée, l'émétique, les
alkalis volatils avaient été administrés, et les vésicatoires avaient été appliqués à la nuque et aux
jambes.

On peut dire qu'on n'avait omis aucun des remèdes prescrits en pareil cas par les maîtres de
l'art ; cependant ces secours, quelque indiqués
qu'ils parussent, furent sans succès.

A peine cet avocat fut-il mort, que la pâleur
du visage diminua, et qu'il devint, dans l'espace
de deux ou trois heures, d'un rouge cramoisi ;

la chaleur du corps devint plus vive qu'elle ne l'avait été dans les derniers momens de la vie, et elle était si considérable vingt-quatre heures après la mort, que je crus devoir différer au lendemain l'ouverture du corps ; je fis cependant quelques scarifications à la plante des pieds, il en sortit environ deux cuillerées d'un sang très-rouge et liquide.

Il n'est pas rare de trouver le corps des apoplectiques très-chaud vingt-quatre heures après la mort, et plus tard même pendant l'hiver ; c'est une observation que M. Morgagni a déjà faite, et dont je me suis convaincu plusieurs fois.

Ce corps fut ouvert le lendemain, environ quarante heures après la mort, il n'était plus chaud, et le visage était plutôt violet que pâle ; je fis faire l'ouverture de la tête avec soin, et voici ce que j'y observai ; les vaisseaux qui serpentent sur le péricrâne, ceux de la dure et ceux de la pie-mère, étaient pleins de sang, les vaisseaux qui rampent entre les circonvolutions du cerveau ou dans les anfractuosités de ce viscère, étaient dilatés et gonflés par le sang ; il semblait que le cerveau fût couvert d'un lacis vasculaire injecté ; le *plexus* choroïde était aussi gorgé de sang, et il y avait beaucoup de sang épanché sur la base du crâne ; les ventricules du cerveau étaient secs, on n'y trouva aucune goutte d'eau épanchée. Ce qui nous prouva évidemment que l'avocat dont je viens de donner l'histoire était mort d'une véritable apoplexie sanguine, et non d'une apoplexie séreuse, et qu'on aurait dû le traiter de toute autre manière qu'on avait fait, qu'il eût fallu principalement insister sur les saignées.

Voici un autre exemple qui prouve bien que la pâleur du visage, l'écume à la bouche et la concentration du pouls, joints à l'assoupissement et à la respiration stertoreuse, n'indiquent en aucune manière que l'apoplexie soit séreuse.

Dans le mois de juin 1773, M. Bertrand, brigadier des Mousquetaires-gris, commandait un détachement de sa compagnie à la plaine des Sablons, dans un exercice; son cheval se renverse et tombe sur lui, il ne peut se relever : on le porte à l'hôtel des Mousquetaires, sans connaissance; son visage était d'une pâleur cadavéreuse, son pouls petit, concentré, sa respiration devint très-gênée et stertoreuse : on prétendit que ce militaire avait eu, étant à cheval, une apoplexie d'humeurs, et qu'il avait, par sa chûte, tiré la bride du cheval en arrière et l'avait entraîné sur lui; d'après cette opinion, on lui administra l'émétique à très-grande dose, mais sans en obtenir aucun effet; et, ce qu'on aurait peine à croire, on négligea de le saigner. Appelé par plusieurs de ses camarades, j'allai lui donner mes soins, je le fis saigner à la jugulaire; le pouls se releva, il devint et plus fort et plus régulier, le malade donna quelques marques de connaissance, il vomit un peu, et remua ses extrémités supérieures; le soir M. Bordeu fut appelé en consultation, nous fîmes appliquer les vésicatoires à la nuque et aux jambes; vains secours, le malade retomba dans l'assoupissement, et mourut avec tous les symptômes de l'apoplexie.

J'assistai le sur-lendemain à l'ouverture du corps avec plusieurs médecins et chirurgiens; elle nous apprit qu'il y avait beaucoup de sang dans la cavité du crâne, qu'il s'était épanché sous les hémisphères du cerveau et du cervelet, et que le canal vertébral était plein de sang concret; il n'y avait dans les ventricules du cerveau qu'une petite quantité de sérosité, celle qu'on y trouve ordinairement, et qui est d'autant plus abondante qu'on a attendu plus long-temps à faire l'ouverture du corps. Cette ouverture nous apprit qu'il aurait fallu insister davantage et plus tôt sur les saignées, et elle nous fit connaître le danger ou du moins l'insuffisance de l'émétique qu'on avait administré d'après de fausses indications. Je pourrais rapporter ici d'autres observations dont le résultat serait

le même ; elles prouveraient que la pâleur du visage, la concentration du pouls et l'écume à la
bouche, ne sont point des signes certains de l'a-
poplexie séreuse, et qu'on a eu tort, lorsqu'ils se
sont manifestés, de prescrire un traitement différent de celui qu'il aurait fallu pour combattre l'a-
poplexie sanguine.

Instruit de toutes ces erreurs, j'ai fait saigner du
pied et de la jugulaire, des personnes que l'on
croyait atteintes d'une apoplexie séreuse, avec un
tel avantage qu'elles furent, par ce seul secours,
rappelées des portes de la mort.

M. le marquis de Breda fut atteint, il y a deux
ans, d'une apoplexie : il est très-grand, fort gros,
et il avait alors environ cinquante-cinq ans : il fut
trouvé le matin dans son lit sans connaissance,
avec la respiration stertoreuse ; son visage était
d'une pâleur cadavéreuse, ses lèvres étaient couvertes d'écume, son pouls était petit et concentré.
On crut reconnaître l'apoplexie séreuse à ces symptômes ; on prescrivit en conséquence l'émétique ;
on lui en fit avaler quatre grains dans quelques
cuillerées d'eau, et non sans beaucoup de difficulté ; mais il n'y eut pas de doute qu'ils n'eussent
été pris : on tenta inutilement de lui faire prendre quelques lavemens irritans, les symptômes
de la maladie augmentèrent plutôt qu'ils ne dimi-

muèrent, l'émétique n'avait fait aucun effet lorsqu'on m'envoya chercher ; et soit que je consi-
dérasse qu'on avait inutilement donné ce remède ,
soit que je fusse convaincu de l'utilité des saignées
en pareil cas, je conseillai une abondante saignée
du pied : dès qu'elle fut faite, le pouls se releva,
la respiration qui était entrecoupée, courte, ser-
rée, devint plus libre, mais elle resta stertoreuse.
On donna deux autres grains d'émétique au malade, qu'il avala, mais qui ne produisirent aucun
effet.

Je conseillai une seconde saignée du pied, d'environ quatre palettes : à peine fut-elle finie, que le
malade fit quelques mouvemens des yeux , qu'il
releva les paupières, et qu'il parut considérer les
objets qui étaient devant lui ; il remua sa langue,
et l'on vit la lèvre inférieure se mouvoir à diverses reprises ; ces mouvemens précèdent souvent
le vomissement, lequel eut aussi bientôt lieu ; le
malade rendit par la bouche une grande quantité
de matière écumeuse et très-peu d'autres substances. On lui donna un lavement avec du vin-émé-
tique trouble, qui l'évacua abondamment ; les
membres recouvrèrent par degrés la sensibilité
et le mouvement ; la respiration devint dans l'état
presque naturel , mais le malade resta plusieurs
heures sans entendre les sons les plus forts, et

plus long-temps encore sans pouvoir parler. Il était dans ce dernier état lorsque je revins chez le malade : je trouvai les assistans dans la plus grande joie de l'heureux changement où ils le voyaient ; cependant je fis plusieurs questions au malade, qui ne put y répondre : il me fit divers signes pour se faire entendre, que je ne compris point. Il témoigna alors, par ses gestes, qu'il voulait me transmettre sa pensée sur le papier, et il écrivit d'une main tremblante, *Hé ne voyez-vous pas que je ne puis pas parler !* Je conseillai une troisième saignée du pied, qui ne fut faite que deux heures après par le retard du chirurgien ; mais elle eut un succès si heureux, que le malade parla pendant qu'on la pratiquait.

Ce malade a dû son rétablissement aux saignées abondantes qui ont été faites : le sang ramassé dans les vaisseaux du cerveau produisait sans doute une compression sur cet organe et sur l'origine des nerfs, lesquels ne portaient plus la sensibilité dans les viscères, et la mobilité dans les muscles : aussi l'émétique a-t-il été sans effet ; et comment aurait-il agi ? il n'exerce son action qu'en stimulant l'estomac, lequel se contracte, pour s'en débarrasser, à proportion de la sensibilité de ses nerfs, et de l'irritabilité de ses fibres musculaires. Mais comme, dans le malade dont il est question, l'estomac était devenu insensible comme les autres parties, l'émétique devait être absolument sans effet ; c'est lorsque la compression du cerveau et des nerfs a été diminuée par les saignées, qu'ils ont repris leur vitalité, que l'estomac a recouvré une partie de sa sensibilité ; il est devenu capable de recevoir l'impression de l'émétique, il s'est contracté, et le vomissement est survenu : la compression qu'éprouvaient les nerfs des autres parties du corps est également diminuée, et la vie leur est revenue par leur moyen. Si le malade a resté quelque temps sans pouvoir parler, c'est que les nerfs de la voix ont été comprimés plus long-temps, ou peut-être plus fortement que les autres ; il a fallu une nouvelle saignée pour les délivrer de la compression qu'ils éprouvaient. (Depuis cette époque M. le marquis de Breda jouit d'une bonne santé.)

Je pourrais rapporter ici d'autres observations bien analogues, et dont le résultat tendrait à prouver que les signes sur lesquels on se fonde pour admettre l'apoplexie séreuse sont illusoires, et que ceux que l'on a crus atteints de cette espèce d'apoplexie, d'après ces signes, éprouvaient l'apoplexie sanguine.

Mais si la pâleur du visage, l'écume à la bouche, le pouls concentré et petit, joints aux autres symptômes de l'apoplexie, ne sont pas des signes certains de la présence de l'eau dans le crâne ni dans le cerveau, la rougeur du visage et la plénitude du pouls ne sont pas non plus des signes assurés de l'excès de sang dans ces parties ; les hydrocéphales ont ordinairement les joues très-rouges, ce qui est généralement connu ; mais ce qui ne l'est pas également, c'est que dans plusieurs des apoplectiques qui avaient le visage très-rouge, les yeux saillans, le pouls très-plein, et qui n'avaient point eu de l'écume à la bouche, on a trouvé de l'eau épanchée entre le cerveau et la cavité du crâne, dans les ventricules du cerveau, ou dans les deux endroits à la fois.

On porta dans mon amphithéâtre particulier, en 1771, le cadavre d'un homme dont le visage était tuméfié et d'une couleur noirâtre, comme s'il avait été couvert d'un échimose : je crus que cet homme était mort d'une apoplexie produite par la stagnation du sang dans le cerveau ; mais je me convainquis du contraire par l'ouverture du corps ; je trouvai les ventricules du cerveau pleins d'une humeur jaunâtre, le plexus choroïde était couvert d'hydatides ; il y en avait deux ou trois qui étaient aussi grosses qu'un grain de raisin, et qui étaient pleines d'eau ; d'autres étaient déchirées, et peut-être avaient-elles laissé échapper dans les ventricules l'eau qu'ils contenaient : quoi qu'il en soit, il n'y avait ni du sang stagnant dans les vaisseaux du cerveau, ni du sang qui se fût épanché dans les cavités de ce viscère, ni dans celle du crâne.

En 1767, un boucher mourut avec tous les symptômes d'une apoplexie sanguine ; il était naturellement très-gras, et pendant l'attaque son visage avait été d'une couleur plutôt noire que rouge, il avait eu de l'écume à la bouche, et son pouls avait paru plein et concentré : ce boucher mourut, malgré tous les soins qui lui furent promptement administrés.

J'assistai à l'ouverutre du corps, qui fut faite par M. Leduc, mon ancien prevôt d'anatomie, et voici ce qu'on trouva : les ventricules du cerveau étaient pleins d'une sérosité rougeâtre, et le plexus choroïde était chargé d'hydatides d'un très-gros volume.

On trouve dans les auteurs, et principalement dans les ouvrages de M.rs Morgagni et Lieutaud, quelques observations qui viennent à l'appui de celles que nous venons d'exposer : mais comme ils n'en ont pas tiré les conséquences qu'on en pouvait déduire, et qu'il est d'ailleurs des points de doctrine qu'on ne saurait trop constater, soit par rapport à leur importance, soit parce qu'ils sont peu connus, j'ai cru devoir réunir dans ce Mémoire les observations qui m'étaient propres. L'anatomie n'est jamais plus utile à la médecine que lorsqu'elle lui dévoile ses erreurs.

Je me propose de prouver, dans un autre Mémoire, que les vaisseaux du cerveau sont presque toujours engorgés de sang lorsqu'il y a de la sérosité épanchée dans le tissu ou dans les cavités de ce viscère; que l'apoplexie séreuse est presque toujours la suite de l'apoplexie sanguine; et que si l'apoplexie séreuse existe quelquefois sans qu'il y ait congestion de sang dans le cerveau, cela est très-rare. Ces exceptions, et les signes qui pourraient les faire connaître, donneront lieu à un autre Mémoire que je me propose de communiquer à la Compagnie.

OBSERVATIONS

Sur la phthisie de naissance. [1]

On ne peut disconvenir qu'indépendamment des causes qui peuvent donner lieu à la phthisie pulmonaire, pendant le cours de la vie, il n'y en ait une que nous apportons en naissant, et qui est en quelque manière la suite de notre organisation.

Les médecins l'ont connue sous le nom de *phthisie de naissance*, ou de *phthisie héréditaire*, parce qu'ils ont cru que les pères pouvaient la transmettre à leurs enfans en leur donnant le jour; ils ont fondé leur opinion sur une suite d'exemples qui prouvent que les enfans nés de parens phthisiques sont les victimes de cette cruelle maladie.

D'autres médecins, qui ne veulent admettre aucune espèce de maladie héréditaire, ont cru trouver dans la seule contagion la cause de la succession de la phthisie dans les familles : persuadés

[1] Lues en juillet 1781.
Mémoires de l'Académie des Sciences, ann. 1781.

que cette maladie peut se communiquer par le contact du malade, médiatement ou immédiatement, ils ont dit, qu'une fois introduite dans une famille, elle pouvait se transmettre aux divers individus qui habitaient ensemble, comme elle pouvait se transmettre à ceux qui leur donnaient leurs soins, ou même à ceux qui avaient manié, même après leur mort, leurs habits, leur linge ou autres objets à leur usage ; mais ils ont nié que la phthisie pût venir de naissance, comme les autres médecins l'entendaient.

Enfin, il y a des médecins, et c'est le plus grand nombre, qui admettent la phthisie de naissance, et qui croient qu'elle peut aussi se communiquer par le contact.

Cette diversité d'opinions a fixé mon attention depuis long-temps ; j'ai vu, dans ma patrie, brûler soigneusement les hardes de ceux qui étaient morts de la phthisie pulmonaire ; c'est un usage constant dans le Languedoc ; en Espagne et en Portugal c'est la loi du prince qui y force. Les médecins qui traitent des phthisiques sont obligés de faire leur déclaration devant le magistrat, dès que leur malade est parvenu au troisième degré de la phthisie ; ils seraient répréhensibles s'ils y manquaient.

En Italie, on brûle aussi les lits et les hardes

qui ont servi à l'usage des phthisiques, mais sans qu'il y ait de loi qui l'ordonne ; et les médecins du premier ordre de ce pays ont regardé la phthisie comme contagieuse. Valsalva et Morgagni, son illustre disciple, ont craint par cette raison d'ouvrir les corps des phthisiques [1], ce qui nous a vrai-semblablement privés d'une suite d'observations précieuses dont ils n'auraient pas manqué d'enrichir la médecine-pratique.

Imbu dès mon enfance de cette opinion, j'ai hésité long-temps d'ouvrir de semblables cadavres : excité cependant par l'exemple de quelques méde-cins moins craintifs, et bien convaincu d'ailleurs qu'un pareil travail était utile, j'ai surmonté ma répugnance naturelle ; j'ai ouvert divers sujets morts phthisiques, les étudians qui ont suivi mes cours d'anatomie ont fait aussi tous les ans de pa-reilles ouvertures, et en grand nombre ; elles ont été faites quelquefois pendant les plus fortes cha-leurs de l'été, soit à Paris, soit à Montpellier, et il ne m'est survenu aucun accident, ni à ceux qui m'ont aidé dans ce genre d'opération.

---

[1] *Illa fugi de industriâ adolescens , et fugio vel senex, tunc ut mihi, nunc ut studiosæ, quæ me cir-cumstat, juventuti prospiciam, cautiùs fortasse quàm opus sit ; at tutiùs.* Epist. Anat. med. XXII, n.° 3.

Mais si l'on ne contracte pas la phthisie en ouvrant le corps de ceux qui en sont morts, ne peut-on pas la contracter en touchant les personnes qui en sont attaquées, en maniant les hardes et les linges qui ont servi à leur usage, et sur-tout en habitant avec elles ?

Cette opinion est généralement reçue, et l'on ne manque pas, pour la faire valoir, de rapporter diverses observations. Des familles entières ont été détruites par la phthisie : des personnes qui ont porté ou touché des hardes des phthisiques, sont mortes quelque temps après de cette maladie.

Ces faits sont sans doute incontestables ; mais la conséquence que l'on en tire n'est-elle pas hasardée ? n'est-ce pas plutôt par une certaine disposition organique que la phthisie se propage dans certaines familles ?

Quelquefois cette maladie semble attendre, pour se développer dans une famille, que tous les sujets soient parvenus à un âge déterminé. J'ai vu, à Gaillac en Albigeois, une famille, composée de cinq enfans, deux garçons et trois filles, qui fut détruite par la phthisie : ils parvinrent tous jusqu'à l'âge de vingt-huit à trente ans avec la meilleure santé, et ils périrent tous phthisiques avant d'avoir atteint celui de trente-deux ans. Les trois premiers moururent dans l'espace de deux ans, et les deux autres environ dix années après, à six mois de distance l'un de l'autre.

Si c'eût été par la contagion que la phthisie se fût transmise dans cette famille, on pourrait dire qu'elle tarda bien à se développer dans les derniers enfans ; c'est par une disposition vicieuse dans l'organisation qu'ils ont été détruits, et non par la contagion : d'ailleurs, ne voit-on pas encore tous les jours des personnes qui périssent de la phthisie dans un âge très-avancé, et qui ont perdu leurs parens de la même maladie, dans leur plus tendre jeunesse ? Ce n'est donc pas par la contagion qu'on peut raisonnablement expliquer de pareils faits.

Si la phthisie était contagieuse, comme on le croit, les médecins et les gardes-malades ne la contracteraient-ils pas fréquemment ? Mais n'observe-t-on pas le contraire tous les jours ? ou, pour mieux dire, a-t-on quelque exemple que la phthisie ait été communiquée de cette manière ? J'ai vu au contraire des gardes-malades exprimer avec leurs mains des chemises que des phthisiques avaient mouillées de leur sueur, sans qu'aucune d'elles ait eu cette maladie ; cependant si quelques-unes eussent eu la phthisie de naissance, ou par tout autre accident, l'on n'aurait pas manqué de citer cet exemple pour preuve de la contagion, sans rechercher davantage d'où elle pouvait provenir.

On a rapporté l'année dernière, dans le journal de Paris, qu'un jeune homme de vingt ans avait contracté la phthisie, en se servant des hardes et sur-tout d'un witchoura de son père qui était mort phthisique. N'est-il pas au contraire plus naturel de penser que cet enfant avait hérité de la maladie dont son père est mort, maladie qui avait aussi enlevé quatre de ses oncles, et qu'il est mort de la phthisie héréditaire ?

Cependant cette observation, qui prouve si peu que la phthisie est contagieuse, a été citée en faveur de cette opinion, et notamment dans un ouvrage sur la pulmonie, qui vient de paraître : on réduirait sans doute plusieurs observations de cette nature à leur juste valeur, si on les soumettait à un examen réfléchi et impartial.

On dit aussi que, si l'une de deux personnes mariées est attaquée de la phthisie, l'autre peut la contracter, et l'on rapporte, en preuve de cette opinion, que de deux époux, l'un étant mort de la phthisie, on a vu quelquefois l'autre périr de la même maladie : mais combien d'exceptions n'a-t-on pas du contraire ? elles sont si nombreuses qu'on ne pourrait les compter. J'ai vu un mari qui a perdu deux femmes phthisiques, et qui est mort, quinze ans après, d'une hydropisie du bas-ventre : on pourrait citer beaucoup d'autres exemples de cette nature, si l'on se donnait la peine de les recueillir ; on verrait qu'on a conclu, pour le général, d'après quelques cas particuliers, lesquels, bien examinés, ne prouveraient pas encore la contagion, parce qu'il resterait à prouver que celui des deux époux qui meurt le dernier de la phthisie, n'avait point la phthisie de sa propre constitution, ou par tout autre accident que par celui auquel on l'impute : en effet, la phthisie étant une maladie très-commune, puisqu'au rapport de Sydenham, elle fait les deux tiers des maladies chroniques, les deux époux n'en peuvent-ils pas périr sans l'avoir contractée l'un de l'autre ?

Pourquoi chercher dans cette contagion supposée la cause de la phthisie dont le dernier meurt ? N'est-ce pas que les hommes aiment mieux imputer à des causes étrangères qu'à leur propre constitution les maux auxquels la faible humanité les expose ? Mais tout prouve qu'il est des hommes qui portent en eux cette disposition à la phthisie, que cette maladie peut se développer sans qu'ils approchent d'autres phthisiques, et que, s'ils ne l'ont pas, ils ne la contracteront pas en habitant avec les personnes qui en sont atteintes.

Les médecins de tous les temps ont pensé qu'il

y avait des sujets destinés par leur constitution à devenir phthisiques : *Qui secundùm naturam ad tabem dispositi sunt*, dit Hipocrate dans ses Aphorismes [1]; mais ce grand médecin ne dit pas que ce vice soit attaché à quelques familles : les médecins grecs ont dans la suite compté parmi les causes de cette maladie l'origine des parens phthisiques.

Fernel, ce célèbre médecin de la faculté de Paris, dit avoir vu des familles entières ravagées par la phthisie : *Qui tabidâ stirpe sati sunt, dit-il, quasi haereditario jure, omnes necessariò tabe marcescunt, hocque malum saepe vidimus, in omnes ejusdem familiae grassari.* [2]

Les médecins les plus célèbres ont rempli leurs ouvrages de pareils exemples; et comme ils sont en effet très-fréquens, on doit être étonné que d'autres médecins aient soutenu qu'il n'y avait point de phthisie de naissance. Morton, qui a si bien écrit sur cette maladie, avait une opinion bien différente; il croyait qu'il n'y avait point de maladie dont on héritât plus souvent de ses parens que de celle-là : *Prae caeteris omnibus hae-*

---

[1] *Aphor. sect. VIII, n.° 8.*
[2] *Fernel. Pathol. lib. V, cap. X, de Morb. pulmon.*

reditarius. On voit en effet tous les jours la phthisie se propager dans les mêmes familles et en détruire les divers individus; et comme ces accidens sont très-communs, j'en ai vu un très-grand nombre, j'ai questionné la plupart des phthisiques pour savoir s'ils n'avaient pas eu de pareils malades dans leur famille, et je puis assurer que plus des deux tiers avaient eu leur père ou leur mère phthisiques; et parmi ceux que j'avais vus atteints de phthisie par accident, et qui lors de leur mort avaient leur père et leur mère en bonne santé, j'en ai vu, dis-je, dont le père ou la mère sont morts long-temps après eux de la même maladie; ce qui augmente de plus en plus le nombre des phthisiques de naissance.

Ce qu'il y a de remarquable dans cette maladie, c'est qu'elle se développe dans certains individus des mêmes familles, plutôt que dans d'autres; j'ai vu des cadets périr avant leurs aînés, quelques-uns au berceau, d'autres vers l'âge de quinze, vingt, trente, quarante ans et plus tard.

D'autres fois cette maladie reste sans se développer jusqu'à un âge presque déterminé de la vie; nous en avons déjà cité un exemple bien frappant, et nous en rapporterions d'autres si l'on n'était dans le cas d'en voir tous les jours de semblables.

On peut donc croire qu'il y a, dans les individus de quelques familles, une certaine disposition
qui les fait périr phthisiques, lorsqu'elle vient à
déployer toute son activité.

Mais quelle est cette disposition? Les auteurs
ont eu des idées vagues à ce sujet. Fernel croyait
que, dans ces personnes, le tissu du poumon était
faible, qu'il se relâchait de plus en plus, et qu'enfin il se corrompait: *Quòd ii (pulmones) feré
languidi adeò sint et imbecilli, ut tem-
pore sensimque flacescant ac corrumpan-
tur.* [1]

D'autres médecins ont cru qu'il se formait des
indurations dans le poumon, sans déterminer leur
nature, ni la partie de ce viscère dans laquelle
elles avaient leur siége. Morton nous a assuré que
ces indurations sont des tubercules glanduleux:
*Quae tubercula sive crudos et glandulosos
tumores saepe*, dit ce grand médecin, *in phthi-
sicorum cadaveribus deprehendi.* [2]

M. de Sauvages, ce savant médecin, dont l'u-
niversité de Montpellier pleure encore la perte,
assurait, d'après ses propres observations anato-

----

[1] *Fernelii*, Pathol. lib. V, cap. X, *de Morbis
pulmon.*

[2] *Morton*, Physiol. p. 28.

miques, que le principe de la phthisie en général existait dans divers tubercules squirreux qui terminaient par la suppuration ; mais de manière que, bien loin de trouver dans les cadavres les poumons rongés et détruits par le pus, ils étaient plus volumineux et plus pesans qu'ils ne le sont naturellement.

Suivant ce célèbre médecin, on trouve dans le poumon des personnes mortes de la phthisie de naissance, les glandes bronchiques qui sont, dit-il, répandues dans tout le poumon, dures, engorgées et en suppuration.

Mes observations ne sont pas conformes à celles de M. de Sauvages : j'ai trouvé les poumons détruits presque en entier dans divers sujets morts de la phthisie de naissance, au point qu'il y avait à leur place des poches pleines de pus, et que la substance du poumon était presque entièrement détruite ; altération effroyable, et qui a été observée de tous ceux qui ont ouvert les corps des phthisiques ; ainsi, ce que M. de Sauvages dit sur la cause de leur mort, en général, n'est vrai que dans quelques cas particuliers.

Ce médecin s'est encore trompé quand il a avancé qu'on trouvait les glandes bronchiques obstruées dans les poumons des phthisiques de naissance ; et cette erreur lui est commune avec beaucoup de médecins.

Ce sont les glandes lymphatiques qui sont le siége de cette maladie ; répandues dans presque toutes les parties du poumon, tantôt près et tantôt loin des bronches, elles terminent fréquemment par suppurer après avoir resté engorgées plus ou moins de temps d'une humeur scrofuleuse.

Les glandes bronchiques sont ordinairement saines dans cette maladie, et si elles s'affectent quelquefois, ce n'est qu'après que les glandes lymphatiques ont été engorgées et en suppuration ; ce qui est le contraire de la phthisie qui est la suite des péripneumonies dans lesquelles les glandes bronchiques s'engorgent et terminent par suppurer ; et comme il arrive fréquemment que ce dégorgement ne se fait pas complétement par l'expectoration, une portion du pus pénètre dans le tissu du poumon, ce qui en produit l'érosion, comme dans la phthisie de naissance qui a commencé par l'obstruction des glandes lymphàtiques.

La cause de ces erreurs vient de ce que les anatomistes n'ont admis qu'une espèce de glandes dans le poumon ; les uns, les bronchiques ; les autres, les lymphatiques ; quoique ces deux espèces de glandes existent à la fois, et qu'elles aient une structure bien différente, ainsi que je l'ai démontré dans le Mémoire que j'ai lu à cette Académie l'année précédente.

Les altérations qu'on observe dans ces glandes à la suite des maladies prouveraient encore leur différence, si d'ailleurs elle n'était bien constatée par l'inspection anatomique. J'ai ouvert le corps de deux personnes mortes d'une suppuration dans le poumon, suite de la fluxion de poitrine, et j'ai trouvé les glandes bronchiques considérablement altérées; les unes étaient très-gonflées et rouges; d'autres étaient en suppuration; et l'on voyait même le pus découler dans les bronches, lorsqu'on les comprimait : quant aux glandes lymphatiques, elles paraissaient saines, soit par leur volume, soit par leur structure.

J'ai ouvert les corps de trois enfans de M. B*, conseiller d'état, tous trois morts phthisiques; j'ai trouvé leurs poumons pleins de concrétions, quelques-unes étaient rouges et comme fongueuses; d'autres paraissaient avoir la qualité des loupes; certaines avaient la dureté des squirres; il y en avait qui étaient en pleine suppuration; le pus qui s'en écoulait était blanchâtre et granuleux; il y en avait beaucoup de stagnant dans le tissu du poumon : quant aux glandes bronchiques, elles paraissaient pour la plupart en bon état, et celles qui étaient altérées étaient voisines des glandes lymphatiques du poumon; ce qui ne me laissa aucun doute que les glandes lymphatiques ne fussent le vrai siège de la maladie : celles du mésentère et celles qui sont placées le long du cou vers les parties latérales et supérieures des veines jugulaires, et les glandes œsophagiennes étaient gonflées et pleines d'une matière gypseuse.

M. Schmidel, hollandais d'origine, et dont le père était mort phthisique, était depuis long-temps atteint d'un gonflement des glandes maxillaires; il lui survint deux tumeurs de la grosseur d'une olive, vers les parties latérales du cou; il maigrit, il toussa, il éprouva un léger mouvement de fièvre après les repas, avec de la chaleur à la paume des mains et à la plante des pieds, à peine put-il dormir quelques heures de la matinée; après trois mois la maladie augmenta, la fièvre devint brûlante et continue, elle ne diminua que par les sueurs de la nuit, les pieds et les mains s'enflèrent, le dévoiement survint, et le malade périt après avoir éprouvé tous les symptômes de la phthisie.

Je fis l'ouverture de son corps, et je trouvai les glandes lymphatiques du cou et celles du mésentère extraordinairement gonflées, dures, inégales; celles du poumon étaient pour la plupart affectées, mais il y en avait qui étaient en pleine suppuration; le pus qui s'en était écoulé avait détruit une partie de la substance parenchymateuse du poumon, ce qui formait plusieurs abcès dont le foyer était dans les glandes lymphatiques.

J'ai trouvé les mêmes altérations dans les glandes lymphatiques du poumon d'une dame morte phthisique à l'âge de vingt-deux ans ; sa mère était morte de la même maladie deux ans auparavant.

Je passe sous silence plusieurs autres observations que j'ai faites sur des phthisiques d'origine, leur résultat serait le même ; je ne dirai pas non plus que j'ai fréquemment trouvé, dans mon amphithéâtre, les glandes lymphatiques du poumon obstruées, et quelquefois en suppuration dans des sujets qui avaient aussi des obstructions dans le mésentère ou dans d'autres parties pourvues des glandes lymphatiques ; de pareilles observations seraient inutiles après celles que j'ai rapportées.

Indépendamment de ces altérations propres aux glandes lymphatiques du poumon, on trouve souvent des indurations considérables dans ce viscère, sa substance devient dure, coriace comme du cuir brûlé ; je l'ai trouvée si dure trois ou quatre fois, qu'on avait la plus grande peine pour la couper avec le scalpel ; les vaisseaux aériens, et les vaisseaux sanguins sur-tout, étaient tellement rétrécis, qu'on n'en pouvait découvrir la cavité ;

je n'en citerai qu'un exemple, pour plus grande brièveté.

Un homme de soixante-dix ans, qui crachait du sang très-souvent, depuis douze ou quinze ans, périt d'une hémorragie, après avoir éprouvé tous les symptômes de la phthisie, à l'exception du crachement de pus qui n'eut pas lieu; j'en fis l'ouverture, et je trouvai ses poumons endurcis et rétrécis comme le serait un parchemin à demi-brûlé; il n'y avait que le lobe inférieur du poumon droit qui fût sain, encore y avait-il vers ses bords quelques portions endurcies; le mésentère était plein de concrétions stéatomateuses, et l'épiploon était dur et singulièrement racorni; les artères et les veines du côté droit étaient tellement oblitérées, qu'il ne me fut jamais possible d'introduire dans aucune de leurs branches principales le plus petit tuyau pour les injecter; et, quant à ceux du poumon gauche, ils étaient tellement rétrécis dans les deux lobes supérieurs, que leurs parois paraissaient collées ensemble; mais les artères qui aboutissaient au lobe inférieur du même côté, et dont la structure était saine, étaient singulièrement dilatées, le sang s'y portait sans doute en d'autant plus grande abondance, qu'il ne pouvait plus pénétrer les artères des autres lobes; et n'est-ce pas à cette cause qu'il faut attribuer les crachemens de sang auxquels était sujette depuis long-temps la personne qui fait l'objet de cette observation?

Mais quelle peut être la cause de ce desséche-ment, ou plutôt de cet endurcissement du pou-mon? ce n'est pas une simple rétraction du tissu cellulaire; et ce qui me l'a prouvé, c'est que les poumons de ce sujet, ainsi que ceux de plusieurs autres que j'ai trouvés également affectés, pesaient beaucoup plus que ne pèsent les poumons sains; cet excès de pesanteur provient d'une humeur visqueuse qui s'extravase dans le tissu cellulaire du poumon, en enduit les diverses fibres, les colle ensemble; et comme elle se dessèche au point de devenir presque aussi dure que de la corne, les poumons se rapetissent tellement qu'ils n'ont pas quelquefois la sixième partie de leur volume primitif.

Plusieurs anatomistes ont parlé de cette ma-tière glutineuse qui s'extravase dans le poumon, mais ils n'en ont point indiqué la source qui la fournit souvent; j'ai disséqué plusieurs de ces poumons avec beaucoup de soin, souvent après les avoir fait macérer dans de l'eau tiède pour en relâcher la texture, quelquefois en les plongeant dans de l'esprit-de-vin pour leur donner plus de densité; et par ces moyens et par d'autres dont j'évite ici l'énumération, j'ai vu que les glandes lymphatiques du poumon étaient engorgées, que les vaisseaux lymphatiques étaient alors plus apparens dans ce viscère qu'ils ne le sont naturellement; les glandes étaient entourées de concrétions plus ou moins dures, ce qui m'a fait présumer qu'elles avaient fourni, du moins en partie, la matière qui les formait.

C'est par un mécanisme semblable que le virus scrofuleux, après avoir obstrué les glandes maxillaires, mésentériques, axillaires, et les autres glandes lymphatiques, s'épanche par une espèce d'exsudation dans le tissu cellulaire qui les entoure, et forme quelquefois des congestions qui ont la forme et la solidité du lard.

Mais ce qui prouve encore que, dans les phthisiques de naissance, les glandes lymphatiques du poumon et le parenchyme de ce viscère sont engorgés d'un suc scrofuleux, c'est que presque toujours on trouve chez eux de pareilles congestions dans les parties que le virus scrofuleux affecte spécialement.

Ils ont les glandes maxillaires, les œsophagiennes, les mésentériques, obstruées comme elles le sont dans les scrofuleux, ou, si elles ne le sont pas toutes ensemble, on en trouve du moins quelques-unes de malades.

Bien plus, j'ai vu, chez les phthisiques de naissance les plus maigres, des concrétions graisseuses d'une consistance cartilagineuse, tantôt autour du cœur, tantôt dans l'épiploon, quelquefois dans le médiastin, et quelquefois parmi le peu de graisse qui restait dans les interstices des muscles du tronc ou des extrémités.

Ces concrétions sont très-communes dans ceux qui ont péri des écrouelles ; ainsi l'on peut dire que ces maladies ont le plus grand rapport entr'elles, ou encore mieux, que dans la phthisie de naissance les glandes lymphatiques et le parenchyme du poumon s'engorgent d'un suc scrofuleux.

Dans tous les phthisiques de naissance que j'ai ouverts, j'ai vu des glandes lymphatiques qui étaient peu engorgées, d'autres qui l'étaient davantage et très-rouges, quelques-unes étaient très-dures et entourées d'un tissu cellulaire gonflé, rouge et endurci ; d'autres glandes étaient en suppuration dans quelques points de leur surface, et quelques-unes étaient dans une suppuration complète ; le pus qu'elles avaient fourni s'était épanché dans les cellules du poumon, dont plusieurs étaient même détruites, ce qui donnait lieu à des foyers de suppuration fort abondans ; mais le pus qu'ils renfermaient était plein de concrétions blanchâtres, filamenteuses, granuleuses, comme est celui des dépôts scrofuleux.

Les abcès du poumon sont d'une nature bien différente dans les phthisiques qui ne le sont pas d'origine, le pus est plus lié, plus égal ; ainsi tout concourt à prouver que les phthisiques de naissance sont scrofuleux : on peut dire que cette sorte de malades ont les écrouelles dans les glandes lymphatiques du poumon, comme d'autres les ont dans les glandes maxillaires, dans les glandes mésentériques, axillaires, inguinales, ou ailleurs.

Dans les phthisiques de naissance, ces glandes sont ordinairement également affectées, comme nous l'avons dit ; mais de ce qu'elles seraient saines, ce qui est infiniment rare, on ne serait pas plus en droit de nier, dans ces personnes, l'existence du virus écrouelleux, qu'on ne le serait de nier qu'un homme n'aurait point les écrouelles aux glandes du cou, quoiqu'il en eût toutes les marques, parce qu'il n'aurait pas les glandes mésentériques également affectées, *aut vice versâ*.

Le sang dans les phthisiques de naissance, et celui des scrofuleux, se couvre d'une croûte, dont la densité approche quelquefois de celle qu'on observe dans le sang des personnes qui ont une pleurésie ou une péripneumonie ; ce n'est que dans les derniers temps, lorsque les malades sont dans la fièvre lente, qu'ils sont bouffis, ou qu'ils ont les jambes engorgées, que leur sang devient plus fluide ; enfin il paraît, dans ceux que l'on saigne alors, dans une espèce de dissolution : n'est-ce pas au pus qui a pénétré la masse du sang qu'il faut attribuer ce changement remarquable? J'ajouterai ici que j'ai trouvé les muscles des phthisiques singulièrement ramollis, lors même qu'ils étaient sans aucune marque de putréfaction : bien plus, quelquefois les os de ces sujets n'ont pas leur solidité naturelle, sur-tout les os spongieux ; je les ai aussi trouvés très-ramollis dans des personnes qui avaient péri à la suite de la suppuration de la petite-vérole. Je dirai même que les dents perdent quelquefois de leur dureté naturelle, et que souvent elles restent blanches ou deviennent comme si elles avaient été lavées avec une liqueur acidule.

Mais quels que soient les changemens qui puissent survenir dans les diverses parties du corps, à la suite de la suppuration du poumon, elle est toujours l'effet, dans les phthisiques de naissance, d'un engorgement scrofuleux ; c'est vers cet objet qu'il faut que l'art dirige ses moyens curatifs : à quoi servent donc ces boissons incrassantes que l'on ne cesse de leur donner dès qu'ils commencent à éprouver de la toux ? de quelle utilité peuvent être ces laitages qu'on leur fait prendre presque sans distinction dans le premier temps de la maladie ? ces remèdes sont plutôt capables d'augmenter la cause du mal que de la détruire, ils ne peuvent être tout au plus que des remèdes palliatifs. Radclif, célèbre médecin d'Angleterre, avait déjà fait ces observations, d'après sa propre pratique. Il y a aussi des médecins du premier ordre qui se sont élevés contre cette manière de traiter la phthisie de naissance ; ils ont conseillé à ceux qui commencent à éprouver les premiers symptômes de cette maladie, l'usage d'un exutoire, des apéritifs et des fondans ; mais leur exemple est très-peu suivi : on ne peut cependant disconvenir que ce traitement ne soit indiqué par les causes de la maladie, que les ouvertures des corps ont fait connaître, et dont je viens de rapporter les résultats dans ce Mémoire ; j'ajouterai encore que je me suis convaincu de l'utilité de cette pratique, d'après ma propre expérience.

J'ai traité avec un succès manifeste plusieurs personnes qui éprouvaient un commencement de phthisie bien décidée, par l'usage des bains continués long-temps, des petites saignées rapprochées d'abord, et ensuite réitérées tous les mois ou tous les deux mois, en leur faisant appliquer un cautère au bras , en leur prescrivant ensuite divers apéritifs , dont je modérais l'activité suivant les forces des malades , et suivant la propension qu'ils avaient à la fièvre , en les mêlant aux humectans et aux rafraîchissans ; les sucs des plantes chicoracées , seuls d'abord et ensuite avec la terre foliée de tartre, ont été employés efficacement ; je leur substituais celui du cresson et du becabunga ; je prescrivais après le polygala en poudre à forte dose ; les préparations antimoniales , les eaux de Barège combinées avec le mercure, ont produit des effets très-salutaires ; mais ces remèdes m'ont paru d'autant plus efficaces, que leur usage a été secondé de l'équitation et même de la navigation : nous avons sur cet objet plusieurs observations très-intéressantes , bien constatées ; elles seront réunies et discutées dans un autre Mémoire que je me propose de communiquer à la Compagnie.[1]

---

[1] Nous avons déjà cité précédemment l'ouvrage que le citoyen Portal a publié depuis, *sur la nature et le traitement de la phthisie pulmonaire*, (page 266.)

FIN DE LA PREMIÈRE PARTIE.

TABLE

DES

MÉMOIRES ET OBSERVATIONS

CONTENUS DANS CE VOLUME.

FIN DE LA TABLE.